JN029210

Treatment regimens for lung cancer

肺癌薬物療法
レジメン

がん研有明病院の プラクティス

第3版

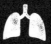

［編集］

がん研究会有明病院呼吸器内科

柳谷典子　網野喜彬　宮寺恵希　角藤 翔　菅井万優

中外医学社

執 筆 者

西尾誠人
がん研究会有明病院呼吸器 センター長・呼吸器内科 部長

栁谷典子
がん研究会有明病院呼吸器内科 副部長

北園　聡
がん研究会有明病院呼吸器内科 医長

内堀　健
がん研究会有明病院呼吸器内科 医長

有安　亮
がん研究会有明病院呼吸器内科 副医長

網野喜彬
がん研究会有明病院呼吸器内科 副医長

次富亮輔
がん研究会有明病院呼吸器内科 副医長

宮寺恵希
がん研究会有明病院呼吸器内科 医員

角藤　翔
がん研究会有明病院呼吸器内科 医員

菅井万優
がん研究会有明病院呼吸器内科 医員

第 3 版の序文

　現在の肺癌の薬物療法は，多くの作用機序の異なる薬剤が臨床導入され，治療戦略は複雑化しており，これら薬剤をいかに適切に使うかが重要である．その結果，長期の生存が期待できるようになっており，実地臨床でのレジメン管理が重要となっている．そこで2019 年に，がん研呼吸器内科でこれまでに作ってきた実地臨床における薬物療法のマニュアルを製本化して，日常診療で使いやすいレジメン集（第 1 版）を作成した．第 1 版が好評であり，またその後も新規薬剤，新規併用療法が複数承認されたため，新規レジメンを追加した第 2 版を 2021 年に出版した．しかし，第 2 版作成後も新規薬剤が承認され，実地臨床で役立つレジメン集としてはタイムリーに update していくことが重要であり，今回はその後に承認された新規薬剤を加えた第 3 版を作成することになった．

　前回同様，我々が実地臨床で使いやすいものとなっており，少しでも日常臨床で役に立ってくれれば幸いである．

2023 年　9 月

西尾　誠人

第1版の序文

　わが国では悪性腫瘍が死因の第1位であり，その中でも肺癌が最も多く，平成30年（2018）人口動態統計月報年計（概数）では年間74,000人以上が亡くなっており，いまだ予後不良で根治困難ながんの一つと考えられる．

　一方で肺癌，特に非小細胞肺癌（NSCLC）に対する薬物療法はこの20年で大きく進歩している．1995年にメタ解析の結果が報告され，化学療法が非小細胞肺癌の生存を延長することが示された．しかし，そのimpactは少なく生存期間のmedianを2カ月程度延長するものであり化学療法の毒性を考えると化学療法を受ける意味があるかどうかが議論されていたが，最近では毒性に対する支持療法も進歩し，かなり軽減できるようになってきている．

　また，2002年にNSCLCに対する初めての分子標的薬のgefitinibが承認され，さらにEGFRの活性型遺伝子変異を有するNSCLCに劇的な効果を示すことが明らかとなり，その後ALK，ROS1，BRAFなどの新たな遺伝子変異およびそれらに対する分子標的薬が承認されている．

　また，2015年にはNSCLCに対する初めての免疫チェックポイント阻害薬（ICI）であるnivolumabが承認され，2018年にはICIと化学療法との併用療法が承認されている．2020年時点では肺癌に対する薬物療法は20種以上の薬剤と，それらの併用療法をいかに実地臨床でうまく使用していくかが重要となっている．

　このレジメン集は，がん研呼吸器内科で実際に使っているレジメン，支持療法，減量法，投与中止基準などをまとめたマニュアルを製本化したものである．少しでも読者諸兄の日常臨床で役に立つことを期待している．

2020年　2月

西尾　誠人

CONTENTS

免疫チェックポイント阻害薬

分子標的治療薬

Ⅲ 資料編 —投与例—

● 初版・第 2 版執筆者 （★は編著者）

〈初版〉
西尾 誠人　　柳谷 典子★　　北園 聡　　内堀 健
有安 亮　　長谷川 司★　　吉澤 孝浩　　網野 喜彬★
植松 慎矢★　　坂本 博昭　　戸塚 猛大　　吉田 寛

〈第 2 版〉
西尾 誠人　　柳谷 典子★　　北園 聡　　内堀 健
有安 亮　　網野 喜彬★　　小楠 真典　　次富 亮輔
眞鍋 亮★　　秋田 貴博★　　桐谷 亜友★　　春谷 勇平★

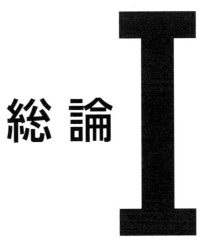

総 論 Ⅰ

肺癌の薬物療法

　肺癌は，組織学的に非小細胞肺癌と小細胞肺癌に分類され，その組織型と病期分類により，治療方針を決定する．

■ 非小細胞肺癌 図 1, 2, 3

　IV期の非小細胞肺癌の治療の中心は，薬物療法である．治療選択にあたってはまず遺伝子検査を行うことが必須である．複数の遺伝子を一度に検査できるマルチプレックスCDx を用いて，Driver 遺伝子診断を行う．Driver mutation や融合遺伝子を有する症例は，それを標的とした分子標的治療薬により奏効が期待できるため，治療の機会を逸しないよう注意する　図 1 ．

　肺癌の薬物療法は，分子標的治療薬以外にも，免疫チェックポイント阻害薬，細胞障害性抗がん剤，抗体薬物複合体（ADC）など，様々な治療薬が使用可能になっており，これらの治療薬をどのように組み立てて治療していくかが重要である．特に免疫チェックポイント阻害薬は Driver 遺伝子陰性肺癌の薬物療法において重要な役割を担っており，抗 PD-1/PD-L1 抗体に加えて初回治療では抗 CTLA-4 抗体も承認されており，免疫チェックポイント阻害薬同士の併用や化学療法と併用する複合免疫療法も可能である　図 2 ．

　近年では周術期にも薬物療法が導入されるようになり，手術適応症例においても，術前補助化学療法や術後補助化学療法が行われるようになっている．使用するレジメンについては，Driver 遺伝子変異の有無や PD-L1 の発現などを考慮して選択する　図 3 ．

　III期までの手術不能症例においては，化学放射線療法を行った後に抗 PD-L1 抗体である Durvalumab による地固め療法を行う．

JCOPY 498-13106

図1　非小細胞肺癌Ⅳ期（Driver 遺伝子変異／転座陽性）

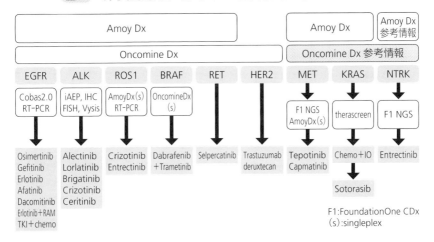

図2　非小細胞肺癌Ⅳ期（Driver 遺伝子変異／転座陰性不明）

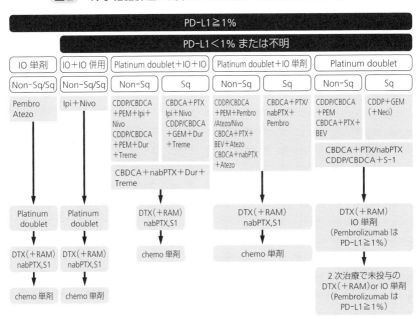

図3　非小細胞肺癌（周術期）

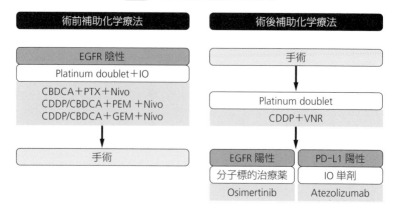

小細胞肺癌は，病巣が同側胸郭内，対側縦隔，対側鎖骨上窩リンパ節までの限局型（LD: Limited disease）とそれを超えた進展型（ED: Extensive disease）に分類される．小細胞肺癌の治療の中心は薬物療法であり，いずれのステージであっても薬物療法を施行するが，LD症例では手術（Ⅰ期のみ）や放射線治療などの局所治療を併用する．ED症例では，薬物療法のみ行う．初回化学療法はCDDP＋VP-16またはCDDP＋CPT-11が標準治療とされてきたが，現在は，免疫チェックポイント阻害薬と細胞障害性抗がん剤の併用が標準治療になっている．

図4　小細胞肺癌Ⅳ期

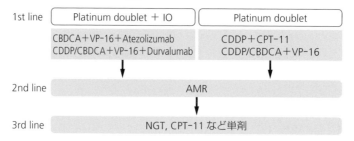

レジメン II

1 Cisplatin(CDDP)/Carboplatin(CBDCA)＋Pemetrexed(PEM)＋Nivolumab(NIVO)＋Ipilimumab(IPI)

非小細胞肺癌(非扁平上皮癌) 　**1次治療**

投与スケジュール

【投与時間】
CDDP： 1コース目 Day 1 8時間00分
　　　　2コース目 Day 1 6時間 5分
CBDCA： 1コース目 Day 1 3時間30分
　　　　2コース目 Day 1 1時間50分

	1コース目			2コース目		
Day	1	8	15	1	8	15
CDDP/CBDCA シスプラチン/カルボプラチン 75mg/m² /AUC 6	●			●		
PEM アリムタ® 500mg/m²	●			●		
NIVO オプジーボ® 360mg/body	●			●		
IPI ヤーボイ® 1mg/kg	●					

	Day 0	Day 3	Day 7	Day 10	Day 14	
検査	血液 X-ray	血液	血液 X-ray	血液	血液 X-ray	nadir確認後，退院

化学療法の1コース目にNIVO+IPIを併用し，2コース目はNIVOのみ併用する．
2コース終了後にCTで評価．SD以上であればNIVO+IPIによる維持療法を行う．
NIVOは3週ごとに投与，IPIは6週ごと．
2年間投与を継続する．
CBDCAのAUCは5で開始してもよい．

投与例➡ p.134・135

各コース投与開始基準

項目	基準
白血球数または好中球数	≧3000/mm³ または≧1500/mm³
血小板数	≧10万/mm³
T-bil	＜正常上限値1.5倍
AST, ALT	＜正常上限値3.0倍

項目		基準
CCr	CDDP：	≧60mL/min
	PEM：	≧45mL/min
肺臓炎		＜G2※
その他の免疫関連毒性		＜G2
その他の非血液毒性		＜G2
PS		0-1

※ 肺臓炎 Grade 1 では細胞障害性抗がん剤は中止し，免疫チェックポイント阻害薬のみ継続を検討する．

各コース減量・中止基準

項目		CDDP (mg/m²)	CBDCA (AUC)	PEM (mg/m²)
	開始時	75	6 (5)	500
FN≧G3, 白血球減少G4, 好中球減少G4が1週間以上, 血小板減少G4もしくはG3で輸血施行, 感染≧G3	1回目	60	5 (4.5)	400
Cre上昇	1回目	G1: 60 G2: CBDCAに変更 ≧G3: 中止	G1: 6 (5) G2: 5 (4.5) ≧G3: 中止	G1: 500 G2: 400 ≧G3: 中止
薬剤性肺障害 (肺臓炎) ≧G1		中止		
その他の非血液毒性≧G3	1回目	75	5 (4.5)	400

効果

奏効率 ORR	無増悪生存期間 mPFS	全生存期間 mOS
38.2%	6.8カ月	15.6カ月

参考文献: Paz-Ares L, et al. Lancet Oncol. 2021; 22: 198-211.

毒性マネジメント

- 白血球・好中球減少, 血小板減少の nadir は Day 12-14 頃.
- CDDP: 悪心, 食欲不振, 腎障害.
- CBDCA: 悪心, 食欲不振.
- PEM: 皮疹 (Day 7 頃〜), 肝障害, 薬剤性肺障害 (肺臓炎), 浮腫, Cre 上昇など.
- 皮疹予防のため Day 2-3 にデキサメタゾン 2mg/day の内服を処方する.
- NIVO, IPI: 薬剤性肺障害 (肺臓炎), 皮膚障害, 腸炎, 甲状腺機能異常, 肝機能障害, 副腎不全, 1 型糖尿病, 脳炎, 重症筋無力症など.
- 各事象のマネジメントに関しては, がん免疫療法ガイドラインの各アルゴリズムに準拠して対応する.

Point

IPI 併用時には免疫関連有害事象の中でも皮疹, 内分泌障害, 下痢および肝障害の出現頻度が増え, Grade 3 以上の irAE も増加する. 免疫チェックポイント阻害薬単剤よりも irAE の発症時期が早くなることが報告されており注意を要する.

治療前の準備

- PEM 投与 1 週間以上前に, Vit.B12 (メチコバール®) 1000μg 筋注, 葉酸 (パンビタン®) 1g/day の内服開始 (Vit.B12 は 9 週ごと, 葉酸は毎日).
- PEM は腎機能障害 (CCr<45mL/min) では投与を推奨しない.
- CDDP レジメンを選択する場合は補液量が多いため, 1 コース目開始前に心臓超音波検査を検討する.
- 合併症に自己免疫疾患, 間質性肺炎がある場合は適格を十分に検討し, 注意して経過観察する.
- 投与前にスクリーニング検査 (血清 TSH, F-T3, F-T4, HbA1c, CK-MB, Trop I, BNP, KL-6, 抗核抗体, 尿定性, 胸部 X-ray, 心電図, 心臓超音波検査) を実施する.

2 コース目以降の注意点

- CDDP レジメンでは, 2 コース目は Day 0-4 の 5 日間入院で行う (Day 0 に採血, X-ray, Day 3 に採血).
- CBDCA レジメンは Cre の変動が見られた場合には各コースで CBDCA の投与量を再計算する.
- CBDCA レジメンおよび NIVO＋IPI 維持療法は外来で施行する.

細胞障害性抗がん剤＋免疫チェックポイント阻害薬

2 Carboplatin（CBDCA）＋Paclitaxel（PTX）＋Nivolumab（NIVO）＋Ipilimumab（IPI）

非小細胞肺癌　　1 次治療

投与スケジュール 【投与時間】1 コース目 Day 1　6 時間 20 分
　　　　　　　　　　　　　　　　2 コース目 Day 1　4 時間 45 分

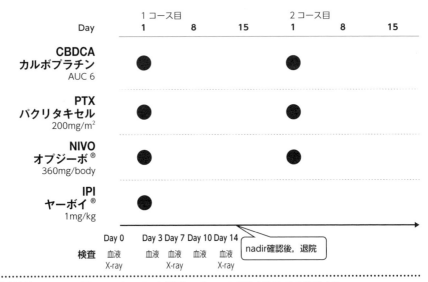

化学療法の 1 コース目に NIVO ＋ IPI を併用し，2 コース目は NIVO のみ併用する．
2 コース終了後に CT で評価．SD 以上であれば NIVO ＋ IPI による維持療法を行う．
NIVO は 3 週ごとに投与，IPI は 6 週ごとに投与．2 年間投与を継続する．　　投与例 ➡ p.136

各コース投与開始基準

項目	基準	項目	基準
白血球数または好中球数	≧3000/mm³ または≧1500/mm³	末梢神経障害	≦G2
血小板数	≧10万/mm³	肺臓炎	＜G2※
T-bil	＜正常上限値1.5倍	その他の免疫関連毒性	＜G2
AST, ALT	＜正常上限値3.0倍	その他の非血液毒性	＜G2
Cre	＜正常上限値1.5倍	PS	0-1

※ 肺臓炎 Grade 1 では細胞障害性抗がん剤は中止し，免疫チェックポイント阻害薬のみ継続を検討する．

JCOPY 498-13106

各コース減量・中止基準

項目		CBDCA (AUC)	PTX (mg/m^2)
	開始時	6	200
FN≧G3, 白血球減少G4, 好中球減少G4が1週間以上, 血小板減少 G4もしくはG3で輸血施行, 感染≧G3, 末梢神経障害≧G3	1回目	5	150
薬剤性肺障害(肺臓炎)≧G1		中止	
その他非血液毒性≧G3	1回目	5	150

■ 効果

奏効率 ORR	無増悪生存期間 mPFS	全生存期間 mOS
38.2%	6.8カ月	15.6カ月

参考文献: Paz-Ares L, et al. Lancet Oncol. 2021; 22: 198-211.

■ 毒性マネジメント

- 白血球・好中球減少, 血小板減少の nadir は Day 12–14 頃.
- CBDCA: 悪心, 食欲不振.
- PTX: 関節痛・筋肉痛 (3–7 日目), 末梢神経障害 (7 日目以降に出現し蓄積性があり, 残存する可能性があるため注意する), 脱毛 (2 週間以降), 過敏反応.
- NIVO, IPI: 薬剤性肺障害 (肺臓炎), 皮膚障害, 腸炎, 甲状腺機能異常, 肝機能障害, 副腎不全, 1 型糖尿病, 脳炎, 重症筋無力症など.
- 各事象のマネジメントに関しては, がん免疫療法ガイドラインの各アルゴリズムに準拠して対応する.

Point

IPI 併用時には免疫関連有害事象の中でも皮疹, 内分泌障害, 下痢および肝障害の出現頻度が増え, Grade 3 以上の irAE も増加する. 免疫チェックポイント阻害薬単剤よりも irAE の発症時期が早くなることが報告されており注意を要する.

■ 治療前の準備

- PTX の溶剤にアルコールが含まれており, アルコール不耐について聴取する.
- 合併症に自己免疫疾患, 間質性肺炎がある場合は適格を十分に検討し, 注意して経過観察する.
- 投与前にスクリーニング検査 (血清 TSH, F-T3, F-T4, HbA1c, CK-MB, Trop I, BNP, KL-6, 抗核抗体, 尿定性, 胸部 X-ray, 心電図, 心臓超音波検査) を実施する.

■ 2コース目以降の注意点

- 2 コース目は Day 0–4 の 5 日間入院で行う (Day 0 に採血, X-ray, Day 3 に採血).
- Cre の変動が見られた場合には各コースで CBDCA の投与量を再計算する.
- NIVO + IPI 維持療法は外来で施行する.

細胞障害性抗がん剤＋免疫チェックポイント阻害薬

9

3 Carboplatin(CBDCA)＋Pemetrexed(PEM) ＋Durvalumab＋Tremelimumab

非小細胞肺癌（非扁平上皮癌）　　1次治療

投与スケジュール 【投与時間】3時間5分

Day	1	8	15	22
CBDCA カルボプラチン AUC 6	●			
PEM アリムタ® 500mg/m²	●			
Durvalumab イミフィンジ® 1500mg/body	●			
Tremelimumab イジュド® 75mg/body	●			

	Day 0	Day 3	Day 7	Day 10	Day 14	
検査	血液 X-ray	血液	血液 X-ray	血液	血液 X-ray	nadir確認後，退院

4剤併用期では3-4週ごとに投与，4コースまで繰り返す．2コース終了ごとにCTで評価．4コース終了後のCT評価でSD以上であれば維持療法に移行する．維持療法はPEM＋Durvalumabを4週ごとに行う．PDまで繰り返す．Tremelimumabは維持療法の2コース目に合わせて1回のみ追加投与する．CBDCAのAUCは5で開始してもよい．プラチナ製剤は，CDDP（75mg/m²）を選択してもよい.

投与例➡ p.137

各コース投与開始基準

項目	基準
白血球数または好中球数	≧3000/mm³ または≧1500/mm³
血小板数	≧10万/mm³
T-bil	＜正常上限値1.5倍
AST, ALT	＜正常上限値3.0倍

項目	基準
CCr	PEM：≧45mL/min
肺臓炎※	＜G2
その他の免疫関連毒性	＜G2
その他の非血液毒性	＜G2
PS	0-1

※ 肺臓炎 Grade 1 では細胞障害性抗がん剤は中止し，免疫チェックポイント阻害薬のみ継続を検討する.

各コース減量・中止基準

項目		CBDCA（AUC）	PEM（mg/m²）
	開始時	6 (5)	500
FN≧G3，白血球減少G4，好中球減少G4が1週間以上，血小板減少G4もしくはG3で輸血施行，感染≧G3	1回目	5 (4.5)	400
	2回目	中止	
Cre上昇	1回目	G1: 6 (5) G2: 5 (4.5)	G1: 500 G2: 400
	2回目	≧G3: 中止	≧G3: 中止
薬剤性肺障害（肺臓炎）≧G1		中止	
その他の非血液毒性≧G3	1回目	5 (4.5)	400
	2回目	中止	

効果

奏効率 ORR	無増悪生存期間 mPFS	全生存期間 mOS
38.8%	6.2カ月	14.0カ月

参考文献: Johnson ML, et al. J Clin Oncol. 2023; 41: 1213-1227.

毒性マネジメント

- 白血球・好中球減少，血小板減少の nadir は Day 12-14 頃.
- CBDCA：悪心，食欲不振.
- PEM：皮疹（Day 7 頃〜），肝障害，薬剤性肺障害（肺臓炎），浮腫，Cre 上昇など.
- 皮疹予防のため Day 2-3 にデキサメタゾン 2mg/day の内服を処方する.
- Durvalumab，Tremelimumab：薬剤性肺障害（肺臓炎），皮膚障害，腸炎，甲状腺機能異常，肝機能障害，副腎不全，1 型糖尿病，脳炎，重症筋無力症など.
- 各事象のマネジメントに関しては，がん免疫療法ガイドラインの各アルゴリズムに準拠して対応する.

Point

Tremelimumab 併用時には免疫関連有害事象の中でも皮疹，内分泌障害および下痢の出現頻度が増え，Grade 3 以上の irAE も増加する.

治療前の準備

- PEM 投与 1 週間以上前に，Vit.B12（メチコバール®）1000μg 筋注，葉酸（パンビタン®）1g/day の内服開始（Vit.B12 は 9 週ごと，葉酸は毎日）.
- 合併症に自己免疫疾患，間質性肺炎がある場合は適格を十分に検討し，注意して経過観察する.
- 投与前にスクリーニング検査（血清 TSH，F-T3，F-T4，HbA1c，CK-MB，Trop I，BNP，KL-6，抗核抗体，尿定性，胸部 X-ray，心電図，心臓超音波検査）を実施する.
- PEM は腎機能障害（CCr＜45mL/min）では投与を推奨しない.
- Durvalumab の投与量は体重が 30kg 以下の場合は，20mg/kg で計算する.

2 コース目以降の注意点

- CBDCA レジメンは，Cre の変動が見られた場合には各コースで CBDCA の投与量を再計算する.
- PEM＋Durvalumab 維持療法は外来で施行する.

細胞障害性抗がん剤＋免疫チェックポイント阻害薬

4 Carboplatin(CBDCA)＋nab-Paclitaxel(nab-PTX)＋Durvalumab＋Tremelimumab

非小細胞肺癌(非扁平上皮癌) 1 次治療

非小細胞肺癌

小細胞肺癌

胸腺腫・胸腺癌

悪性胸膜中皮腫

投与スケジュール 【投与時間】Day 1：3 時間 30 分，Day 8，15：40 分

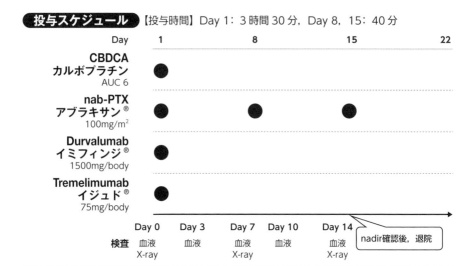

4 剤併用期では 3-4 週ごとに投与，4 コースまで繰り返す．
2 コース終了ごとに CT で評価．4 コース終了後の CT 評価で SD 以上であれば維持療法に移行する．
維持療法は Durvalumab を 4 週ごとに行う．PD まで繰り返す．
Tremelimumab は維持療法の 2 コース目に合わせて 1 回のみ追加投与する．
CBDCA の AUC は 5 で開始してもよい．

投与例➡ p.137

各コース投与開始基準

●Day 1 投与基準

項目	基準
白血球数または好中球数	≧3000/mm³ または≧1500/mm³
血小板数	≧10万/mm³
T-bil	<正常上限値1.5倍
AST, ALT	<正常上限値3.0倍
Cre	<正常上限値1.5倍
肺臓炎※	<G2
末梢神経障害	≦G2
その他の免疫関連毒性	<G2
PS	0-1

●Day 8，15 投与基準

項目	基準
好中球数	≧500/mm³
血小板数	≧5万/mm³
T-bil	<正常上限値1.5倍
AST, ALT	<正常上限値3.0倍
Cre	<正常上限値1.5倍
末梢神経障害	≦G2
その他の非血液毒性	<G2
PS	0-1

※ 肺臓炎 Grade 1 では細胞障害性抗がん剤は中止し，免疫チェックポイント阻害薬のみ継続を検討する．

JCOPY 498-13106

各コース減量・中止基準

項目		CBDCA（AUC）	nab-PTX（mg/m²）
	開始時	6（5）	100
FN≧G3，白血球減少G4，好中球減少G4が1週間以上，血小板減少 G4もしくはG3で輸血施行，感染≧G3，末梢神経障害≧G3	1回目	5（4.5）	75
	2回目	4.5（中止）	50
	3回目	中止	
薬剤性肺障害（肺臓炎）≧G1	1回目	中止	
その他非血液毒性≧G3	1回目	5（4.5）	75
	2回目	4.5（中止）	50
	3回目	中止	

効果

奏効率 ORR	無増悪生存期間 mPFS	全生存期間 mOS
38.8%	6.2カ月	14.0カ月

参考文献： Johnson ML, et al. J Clin Oncol. 2023; 41: 1213-1227.

毒性マネジメント

- 白血球・好中球減少，血小板減少の nadir は Day 12-14 頃.
- CBDCA：悪心，食欲不振.
- nab-PTX：関節痛・筋肉痛，末梢神経障害，脱毛.
- Durvalumab，Tremelimumab：薬剤性肺障害（肺臓炎），皮膚障害，腸炎，甲状腺機能異常，肝機能障害，副腎不全，1型糖尿病，脳炎，重症筋無力症など.
- 各事象のマネジメントに関しては，がん免疫療法ガイドラインの各アルゴリズムに準拠して対応する.

Point

Tremelimumab 併用時には免疫関連有害事象の中でも皮疹，内分泌障害および下痢の出現頻度が増え，Grade 3 以上の irAE も増加する.

nab-PTX レジメンは骨髄抑制が強い．Day 8 や Day 15 の投与を skip することや次コース開始時期を調整するなどして対応する.

治療前の準備

- 合併症に自己免疫疾患，間質性肺炎がある場合は適格を十分に検討し，注意して経過観察する.
- 投与前にスクリーニング検査（血清 TSH, F-T3, F-T4, HbA1c, CK-MB, Trop I, BNP, KL-6, 抗核抗体，尿定性，胸部 X-ray，心電図，心臓超音波検査）を実施する.
- nab-PTX はアルブミン製剤にあたるため，初回導入時に輸血同意書が必要.
- Durvalumab の投与量は体重が 30kg 以下の場合は，20mg/kg で計算する.

2コース目以降の注意点

- CBDCA レジメンは，Cre の変動が見られた場合には，各コースで CBDCA の投与量を再計算する.
- Durvalumab 維持療法は外来で施行する.

細胞障害性抗がん剤＋免疫チェックポイント阻害薬

5 Cisplatin(CDDP)/Carboplatin(CBDCA) ＋Pemetrexed(PEM)＋Pembrolizumab

非小細胞肺癌（非扁平上皮癌） **1 次治療**

非小細胞肺癌

小細胞肺癌

胸腺腫・胸腺癌

悪性胸膜中皮腫

投与スケジュール 【投与時間】CDDP：6 時間 5 分，CBDCA：1 時間 30 分

	Day	1	8	15	22
CDDP/CBDCA シスプラチン / カルボプラチン 75mg/m²/AUC 5		●			
PEM アリムタ® 500mg/m²		●			
Pembrolizumab キイトルーダ® 200mg/body		●			

検査	Day 0	Day 3	Day 7	Day 10	Day 14	
	血液 X-ray	血液	血液 X-ray	血液	血液 X-ray	nadir確認後，退院

3-4 週ごとに投与，4 コースまで繰り返す.
2 コース終了ごとに CT で評価．4 コース終了後の CT 評価で SD 以上であれば PEM+Pembrolizumab による維持療法を 3 週ごとに行う．2 年間投与を継続する.

投与例➡ p.138

各コース投与開始基準

項目	基準
白血球数または好中球数	≧3000/mm³ または≧1500/mm³
血小板数	≧10万/mm³
T-bil	＜正常上限値1.5倍
AST, ALT	＜正常上限値3.0倍

項目	基準
CCr	CDDP：≧60mL/min PEM：≧45mL/min
肺臓炎	＜G2*
その他の免疫関連毒性	＜G2
その他の非血液毒性	＜G2
PS	0-1

各コース減量・中止基準

項目		CDDP (mg/m²)	CBDCA (AUC)	PEM (mg/m²)
	開始時	75	5	500
FN≧G3，白血球減少G4，好中球減少G4が1週間以上，血小板減少G4もしくはG3で輸血施行，感染≧G3	1回目	60	4.5	400
	2回目	中止		
Cre上昇	1回目	G1: 60 G2: CBDCAに変更 ≧G3: 中止	G1: 5 G2: 4.5 ≧G3: 中止	G1: 500 G2: 400 ≧G3: 中止
	2回目	≦G2: CBDCAに変更 （または再計算） ≧G3: 中止	≦G2: 4.5 ≧G3: 中止	≦G2: 400 ≧G3: 中止
薬剤性肺障害（肺臓炎）≧G1	1回目	中止		
その他の非血液毒性≧G3	1回目	75	4.5	400
	2回目	中止		

※ 肺臓炎 Grade 1 では細胞障害性抗がん剤は中止し，免疫チェックポイント阻害薬のみ継続を検討する.

■ 効果

奏効率 ORR	無増悪生存期間 mPFS	全生存期間 mOS
48.3%	9.0カ月	22.0カ月

参考文献: Garassino MC, et al. J Clin Oncol 2023; 41: 1992-1998.

■ 毒性マネジメント

- 白血球・好中球減少, 血小板減少の nadir は Day 12-14 頃.
- CDDP: 悪心, 食欲不振, 腎障害.
- CBDCA: 悪心, 食欲不振.
- PEM: 皮疹（Day 7 頃〜）, 肝障害, 薬剤性肺障害（肺臓炎）, 浮腫, Cre 上昇など. 特に Cre の経時的な悪化に注意.
- 皮疹予防のため Day 2-3 にデキサメタゾン 2mg/day の内服を処方する.
- Pembrolizumab: 薬剤性肺障害（肺臓炎）, 皮膚障害, 腸炎, 甲状腺機能異常, 肝機能障害, 副腎不全, 1 型糖尿病, 脳炎, 重症筋無力症など.
- 各事象のマネジメントに関しては, がん免疫療法ガイドラインの各アルゴリズムに準拠して対応する.

Point

NSAIDs と併用した場合, PEM の血中濃度が上昇し副作用が増強するおそれがあるため, PEM 投与 5 日前から 2 日後の 8 日間はできる限り併用を控える.

■ 治療前の準備

- PEM 投与 1 週間以上前に, Vit.B12（メチコバール®）1000μg 筋注, 葉酸（パンビタン®）1g/day の内服開始（Vit.B12 は 9 週ごと, 葉酸は毎日）.
- PEM は腎機能障害（CCr＜45mL/min）では投与を推奨しない.
- CDDP レジメンを選択する場合は補液量が多いため, 1 コース目開始前に心臓超音波検査を検討する.
- 合併症に自己免疫疾患, 間質性肺炎がある場合は適格を十分に検討し, 注意して経過観察する.
- 投与前にスクリーニング検査（血清 TSH, F-T3, F-T4, HbA1c, CK-MB, Trop I, BNP, KL-6, 抗核抗体, 尿定性, 胸部 X-ray, 心電図, 心臓超音波検査）を実施する.

■ 2 コース目以降の注意点

- CDDP レジメンでは, 2 コース目以降は Day 0-4 の 5 日間入院で行う（Day 0 に採血と胸部 X-ray, Day 3 に採血）.
- CBDCA レジメンは, Cre の変動がみられた場合には, 各コースで CBDCA の投与量を再計算する.
- CBDCA レジメンおよび PEM＋Pembrolizumab 維持療法は外来で施行する.

6 Carboplatin（CBDCA）＋Paclitaxel（PTX）＋Bevacizumab（BEV）＋Atezolizumab

非小細胞肺癌（非扁平上皮癌） **1次治療**

投与スケジュール

【投与時間】1コース目6時間50分，2コース目6時間20分，3コース目以降5時間50分

Day	1	8	15	22
CBDCA カルボプラチン AUC 6	●			
PTX パクリタキセル 200mg/m²	●			
BEV アバスチン® 15mg/kg	●			
Atezolizumab テセントリク® 1200mg/body	●			

検査	Day 0 血液 X-ray	Day 3 血液	Day 7 血液 X-ray	Day 10 血液	Day 14 血液 X-ray

nadir確認後，退院

3-4週ごとに投与，4コースまで繰り返す．
2コース終了ごとにCTで評価．4コース終了後のCT評価でSD以上であればBEV＋Atezolizumabによる維持療法を3週ごとに行う．PDまで繰り返す．　**投与例➡ p.139**

各コース投与開始基準

項目	基準
白血球数または好中球数	≧3000/mm³ または≧1500/mm³
血小板数	≧10万/mm³
T-bil	<正常上限値1.5倍
AST, ALT	<正常上限値3.0倍
蛋白尿	≦1+

項目	基準
血圧	<150/100 mmHg
肺臓炎	<G2※
末梢神経障害	≦G2
その他の免疫関連毒性	<G2
その他の非血液毒性	<G2
PS	0-1

各コース減量・中止基準

項目		CBDCA (AUC)	PTX (mg/m²)	BEV (mg/kg)
	開始時	6	200	15
FN≧G3，白血球減少G4，好中球減少G4が1週間以上，血小板減少G4もしくはG3で輸血施行，感染≧G3，末梢神経障害≧G3	1回目	6	150	15
	2回目	5	150	15
	3回目	中止		
蛋白尿≧G2		6	200	休薬，≦1+になれば再開
血圧≧150/100mmHg		6	200	休薬，コントロール出来れば再開
出血 気管支肺胞出血≧G1 その他の出血≧G2		6	200	休薬 G0になれば再開 ≦G1になれば再開
薬剤性肺障害（肺臓炎）≧G1	1回目	中止		

その他の非血液毒性≧G3	1回目	5	150	15
	2回目	中止		

※ 肺臓炎 Grade 1 では細胞障害性抗がん剤は中止し，免疫チェックポイント阻害薬のみ継続を検討する．

- 血栓塞栓症（G2 以上），出血（G3 以上），消化管穿孔などの重篤な毒性が出た場合は，BEV を中止する．

■ 効果

奏効率 ORR	無増悪生存期間 mPFS	全生存期間 mOS
63.5%[1]	8.4カ月[2]	19.5カ月[2]

参考文献： 1) Socinski MA, et al. N Engl J Med. 2018; 378: 2288-2301.
2) Socinski MA, et al. J Thorac Oncol. 2021; 16: 1909-1924.

■ 毒性マネジメント

- 白血球・好中球減少，血小板減少の nadir は Day 12-14 頃．
- CBDCA：悪心，食欲不振．
- PTX ：関節痛・筋肉痛（3-7 日目），末梢神経障害（7 日目以降に出現し蓄積性があり，残存する可能性があるため注意する），脱毛（2 週間以降），過敏反応．
- BEV：高血圧，蛋白尿，出血，血栓症．
- Atezolizumab：薬剤性肺障害（肺臓炎），皮膚障害，腸炎，甲状腺機能異常，肝機能障害，副腎不全，1 型糖尿病，脳炎，重症筋無力症など．
- 各事象のマネジメントに関しては，がん免疫療法ガイドラインの各アルゴリズムに準拠して対応する．

■ 治療前の準備

- PTX の溶剤にアルコールが含まれており，アルコール不耐について聴取する．
- 合併症に自己免疫疾患，間質性肺炎がある場合は適格を十分に検討し，注意して経過観察する．
- 投与前にスクリーニング検査（血清 TSH，F-T3，F-T4，HbA1c，CK-MB，Trop I，BNP，KL-6，抗核抗体，尿定性，胸部 X-ray，心電図，心臓超音波検査）を実施する．
- 空洞病変，大血管浸潤，コントロール不良の血痰，血栓症などの既往を有する症例は除外する．

■ 2 コース目以降の注意点

- CBDCA レジメンは，Cre の変動がみられた場合には，各コースで CBDCA の投与量を再計算する．
- 2 コース目以降は Day 0-4 の 5 日間入院で行う（Day 0 に採血，胸部 X-ray，Day 3 に採血）．経過順調であれば入院期間はさらに短くてもよい．
- BEV＋Atezolizumab 維持療法は外来で施行する．

細胞障害性抗がん剤＋免疫チェックポイント阻害薬

非小細胞肺癌

小細胞肺癌

胸腺腫・胸腺癌

悪性胸膜中皮腫

7 Carboplatin（CBDCA）＋ nab-Paclitaxel（nab-PTX）＋ Pembrolizumab

非小細胞肺癌（扁平上皮癌）　　**1 次治療**

投与スケジュール　【投与時間】Day 1: 2 時間，Day 8, 15: 40 分

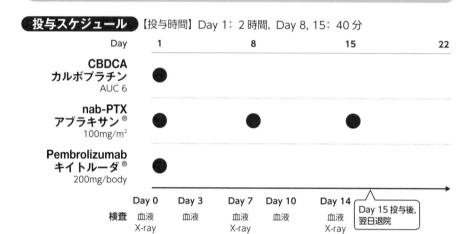

Day 8, 15 の投与開始基準を満たさない場合はスキップ.

3-4 週ごとに投与，4 コースまで繰り返す.

2 コース終了ごとに CT で評価. 4 コース終了後の CT 評価で SD 以上であれば Pembrolizumab 単剤による維持療法を 3 週ごとに行う. 2 年間投与を継続する.

nab-PTX は，PTX 200mg/m² (3 週ごと) に変更してもよい.

投与例➡ p.139

各コース投与開始基準

●Day 1 投与基準

項目	基準
白血球数または好中球数	≧3000/mm³ または≧1500/mm³
血小板数	≧10万/mm³
T-bil	＜正常上限値1.5倍
AST, ALT	＜正常上限値3.0倍
Cre	＜正常上限値1.5倍
肺臓炎	＜G2※
末梢神経障害	≦G2
その他の免疫関連毒性	＜G2
PS	0-1

●Day 8, 15 投与基準

項目	基準
好中球数	≧500/mm³
血小板数	≧5万/mm³
T-bil	＜正常上限値1.5倍
AST, ALT	＜正常上限値3.0倍
Cre	＜正常上限値1.5倍
末梢神経障害	≦G2
その他の非血液毒性	＜G2
PS	0-1

※ 肺臓炎 Grade 1 では細胞障害性抗がん剤は中止し，免疫チェックポイント阻害薬のみ継続を検討する.

各コース減量・中止基準

項目		CBDCA（AUC）	nab-PTX（mg/m²）
	開始時	6	100
FN≧G3，白血球減少G4，好中球減少G4が1週間以上，血小板減少G4もしくはG3で輸血施行，感染≧G3，末梢神経障害≧G3	1回目	5	75
	2回目	4.5	50
	3回目	中止	
薬剤性肺障害（肺臓炎）≧G1	1回目	中止	
その他の非血液毒性≧G3	1回目	5	75
	2回目	4.5	50
	3回目	中止	

■ 効果

奏効率 ORR	無増悪生存期間 mPFS	全生存期間 mOS
62.2%	8.0カ月	17.2カ月

参考文献：Novello S, et al. J Clin Oncol. 2023; 41: 1999-2006.

■ 毒性マネジメント

- 白血球・好中球減少，血小板減少の nadir は Day 12-14 頃.
- CBDCA：悪心，食欲不振.
- nab-PTX：関節痛・筋肉痛，末梢神経障害，脱毛.
- Pembrolizumab：薬剤性肺障害（肺臓炎），皮膚障害，腸炎，甲状腺機能異常，肝機能障害，副腎不全，1型糖尿病, 脳炎, 重症筋無力症など.
- 各事象のマネジメントに関しては，がん免疫療法ガイドラインの各アルゴリズムに準拠して対応する.

Point

nab-PTX レジメンは骨髄抑制が強い. Day 8 や Day 15 の投与を skip することや次コースの開始時期を調整するなどして対応.

■ 治療前の準備

- 合併症に自己免疫疾患，間質性肺炎がある場合は適格を十分に検討し，注意して経過観察する.
- 投与前にスクリーニング検査（血清 TSH，F-T3，F-T4，HbA1c，CK-MB，Trop I，BNP，KL-6，抗核抗体，尿定性，胸部 X-ray，心電図，心臓超音波検査）を実施する.
- nab-PTX はアルブミン製剤にあたるため，初回導入時に輸血同意書が必要.

■ 2コース目以降の注意点

- CBDCA レジメンは，Cre の変動がみられた場合には，各コースで CBDCA の投与量を再計算する.
- 2コース目以降は外来で施行する.

細胞障害性抗がん剤＋免疫チェックポイント阻害薬

8 Cisplatin(CDDP)/Carboplatin(CBDCA) ＋Pemetrexed(PEM)

非小細胞肺癌（非扁平上皮癌） 　　1次治療

投与スケジュール 【投与時間】CDDP：5時間25分，CBDCA：50分

Day	1	8	15	22
CDDP/CBDCA シスプラチン／カルボプラチン 75mg/m²/AUC 6	●			
PEM アリムタ® 500mg/m²	●			

	Day 0	Day 3	Day 7	Day 10	Day 14	
検査	血液 X-ray	血液	血液 X-ray	血液	血液 X-ray	nadir確認後，退院

3-4週ごとに投与，4コースまで繰り返す．
2コース終了ごとにCTで評価．4コース終了後のCT評価でSD以上であればPEM単剤による維持療法を3週ごとに行う．PDまで繰り返す．　　投与例➡ p.140

各コース投与開始基準

項目	基準		項目	基準
白血球数または好中球数	≧3000/mm³ または≧1500/mm³		CCr	CDDP：≧60mL/min
血小板数	≧10万/mm³			PEM： ≧45mL/min
T-bil	＜正常上限値1.5倍		その他の非血液毒性	＜G2
AST, ALT	＜正常上限値3.0倍		PS	CDDP 0-1, CBDCA 0-2

各コース減量・中止基準

項目		CDDP (mg/m²)	CBDCA (AUC)	PEM (mg/m²)
	開始時	75	6	500
FN≧G3，白血球減少G4，好中球減少G4が1週間以上，血小板減少G4もしくはG3で輸血施行，感染≧G3	1回目	75	5	400
	2回目	60	4.5	300
	3回目	中止		
Cre上昇	1回目	G1：60 G2：CBDCAに変更 ≧G3：中止	G1：5 G2：4.5 ≧G3：中止	G1：500 G2：400 ≧G3：中止
	2回目	≦G2：CBDCAに変更（または再計算） ≧G3：中止	≦G2：4.5 ≧G3：中止	≦G2：400 ≧G3：中止
薬剤性肺障害(肺臓炎)≧G1	1回目	中止		
その他の非血液毒性≧G3	1回目	75	5	400
	2回目	60	4.5	300
	3回目	中止		

Point

高齢者に対しては CBDCA（AUC 5）で開始する.

参考文献：Okamoto I, et al. J Clin Oncol. 2019; 37: 9031.

■ 効果 ■

	奏効率 ORR	無増悪生存期間 mPFS	全生存期間 mOS
CDDP＋PEM[1] *Non-sq subanalysis		4.8カ月	10.3カ月
CDDP＋PEM[2] *がん研phaseII	44.0%	4.3カ月	22.0カ月
CDDP＋PEM→PEM維持療法[3] ※PEM維持療法導入時より		4.4カ月	13.9カ月
CBDCA＋PEM→PEM維持療法[4]	23.6%	4.4カ月	10.5カ月

参考文献： 1) Scaglotti GV, et al. J Clin Oncol. 2008; 26: 3543-3551.
2) Kawano Y, et al. Anticancer research. 2013; 33: 3327-3334.
3) Paz-Ars LG, et al. J Clin Oncol. 2013; 31: 2895-2902.
4) Zinner RG, et al. J Clin Oncol. 2015; 10: 134-142.

■ 毒性マネジメント ■

- 白血球・好中球減少, 血小板減少の nadir は Day 12-14 頃.
- CDDP：悪心, 食欲不振, 腎障害.
- PEM：皮疹（Day 7 頃〜）, 肝障害, 薬剤性肺障害（肺臓炎）, 浮腫, Cre 上昇など. 特に Cre の経時的悪化に注意.
- 皮疹予防のため Day 2-3 にデキサメタゾン 2mg/day の内服を処方する.

■ 治療前の準備 ■

- PEM 投与 1 週間以上前に, Vit.B12（メチコバール®）1000μg 筋注, 葉酸（パンビタン®）1g /day の内服開始（Vit.B12 は 9 週ごと, 葉酸は毎日）.
- PEM は腎機能障害（CCr＜45mL/min）では投与を推奨しない.
- CDDP レジメンを選択する場合は補液量が多いため, 1 コース目開始前に心臓超音波検査を検討する.
- 間質性肺炎がある場合は適格を十分に検討し, 注意して経過観察する.

■ 2 コース目以降の注意点 ■

- CDDP レジメンでは 2 コース目以降は Day 0-4 の 5 日間入院で行う（Day 0 に採血, 胸部 X-ray, Day 3 に採血）.
- CBDCA レジメンは, Cre の変動がみられた場合には, 各コースで CBDCA の投与量を再計算する.
- CBDCA レジメンおよび PEM 維持療法は外来で施行する.

細胞障害性抗がん剤

非小細胞肺癌

小細胞肺癌

胸腺腫・胸腺癌

悪性胸膜中皮腫

9a Carboplatin（CBDCA）＋Paclitaxel（PTX）＋Bevacizumab（BEV）

非小細胞肺癌（非扁平上皮癌） **1次治療**

投与スケジュール 【投与時間】1 コース目 5 時間 40 分，2 コース目 5 時間 10 分，3 コース目以降 4 時間 40 分

Day	1	8	15	22
CBDCA カルボプラチン AUC 6	●			
PTX パクリタキセル 200mg/m^2	●			
BEV アバスチン® 15mg/kg	●			

検査	Day 0 血液 X-ray	Day 3 血液	Day 7 血液 X-ray	Day 10 血液	Day 14 血液 X-ray

nadir確認後，退院

3-4 週ごとに投与，4 コースまで繰り返す．
2 コース終了ごとに CT で評価．4 コース終了後の CT 評価で SD 以上であれば，BEV 単剤による維持療法を 3 週ごとに行う．PD まで繰り返す．

投与例➡ p.141

各コース投与開始基準

項目	基準
白血球数または好中球数	≧3000/mm^3 または≧1500/mm^3
血小板数	≧10万/mm^3
T-bill	＜正常上限値1.5倍
AST, ALT	＜正常上限値3.0倍
Cre	＜正常上限値1.5倍
蛋白尿	≦1+
血圧	＜150/100mmHg
末梢神経障害	≦G2
その他の非血液毒性	＜G2
PS	0-1

各コース減量・中止基準

項目		CBDCA (AUC)	PTX (mg/m²)	BEV (mg/kg)
	開始時	6	200	15
FN≧G3, 白血球減少G4, 好中球減少G4が1週間以上, 血小板減少G4もしくは G3で輸血施行, 感染≧G3, 末梢神経障害≧G3	1回目	6	150	15
	2回目	5	150	15
	3回目	中止		
蛋白尿≧2+		6	200	休薬, ≦1+になれば再開
血圧≧150/100mmHg		6	200	休薬, コントロールできれば再開
出血 　気管支肺胞出血≧G1 　その他の出血　≧G2		6	200	休薬 G0になれば再開 G1以下になれば再開
薬剤性肺障害(肺臓炎)≧G1	1回目	中止		
その他の非血液毒性≧G3	1回目	5	150	15
	2回目	中止		

血栓塞栓症(G2以上), 出血(G3以上), 消化管穿孔などの重篤な毒性が出た場合は, BEVを中止する.

効果

奏効率 ORR	無増悪生存期間 mPFS	全生存期間 mOS
35.0%	6.2カ月	12.3カ月

参考文献: Sandler A, et al. N Engl J Med. 2006; 355: 2542-2550.

毒性マネジメント

- 白血球・好中球減少, 血小板減少の nadir は Day 12-14 頃.
- CBDCA: 悪心, 食欲不振.
- PTX: 関節痛・筋肉痛(3-7日目), 末梢神経障害(7日目以降に出現し蓄積性があり, 残存する可能性があるため注意する), 脱毛(2週間以降), 過敏反応.
- BEV: 高血圧, 蛋白尿, 出血, 血栓症.

治療前の準備

- PTX の溶剤にアルコールが含まれており, アルコール不耐について聴取する.
- 空洞病変, 大血管浸潤, コントロール不良の血痰, 血栓症などの既往を有する症例は除外する.

2コース目以降の注意点

- 2コース目以降は Day 0-4 の5日間入院で行う(Day 0 に採血, 胸部 X-ray, Day 3 に採血). 経過順調であれば入院期間の短縮や外来での施行も検討する.
- CBDCA レジメンは, Cre の変動がみられた場合には, 各コースで CBDCA の投与量を再計算する.

9b Carboplatin（CBDCA）＋Paclitaxel（PTX）

非小細胞肺癌 1 次治療

投与スケジュール 【投与時間】4 時間 10 分

Day	1	8	15	22
CBDCA カルボプラチン AUC 6	●			
PTX パクリタキセル 210mg/m²	●			

	Day 0	Day 3	Day 7	Day 10	Day 14	
検査	血液 X-ray	血液	血液 X-ray	血液	血液 X-ray	nadir確認後，退院

3-4 週ごとに投与，4 コースまで繰り返す.
2 コース終了ごとに CT で評価.

投与例➡ p.141

各コース投与開始基準

項目	基準
白血球数または好中球数	≧3000/mm³ または ≧1500/mm³
血小板数	≧10万/mm³
T-bil	＜正常上限値1.5倍
AST, ALT	＜正常上限値3.0倍
Cre	＜正常上限値1.5倍
末梢神経障害	≦G2
その他の非血液毒性	＜G2
PS	0-2

各コース減量・中止基準

項目		CBDCA （AUC）	PTX （mg/m²）
	開始時	6	210
FN≧G3，白血球減少G4，好中球減少G4が1週間以上，血小板減少G4もしくはG3で輸血施行，感染≧G3，末梢神経障害≧G3	1回目	6	150
	2回目	5	150
	3回目	中止	
薬剤性肺障害(肺臓炎)≧G1	1回目	中止	
その他の非血液毒性≧G3	1回目	5	150
	2回目	中止	

JCOPY 498-13106

■ 効果

奏効率 ORR	無増悪生存期間 mPFS	全生存期間 mOS
32.4%	4.5カ月	12.3カ月

参考文献: Ohe Y, et al. Ann Oncol. 2007; 18: 317-323.

■ 毒性マネジメント

- 白血球・好中球減少,血小板減少の nadir は Day 12-14 頃.
- CBDCA: 悪心,食欲不振.
- PTX: 関節痛・筋肉痛(3-7 日目),末梢神経障害(7 日目以降に出現し蓄積性があり,残存する可能性があるため注意する),脱毛(2 週間以降),過敏反応.

■ 治療前の準備

- PTX の溶剤にアルコールが含まれており,アルコール不耐について聴取する.

■ 2 コース目以降の注意点

- 2 コース目以降は Day 0-4 の 5 日間入院で行う(Day 0 に採血,胸部 X-ray,Day 3 に採血).経過順調であれば入院期間の短縮や外来での施行も検討する.
- CBDCA レジメンは,Cre の変動がみられた場合には,各コースで CBDCA の投与量を再計算する.

細胞障害性抗がん剤

10 Carboplatin（CBDCA）＋nab-Paclitaxel（nab-PTX）

非小細胞肺癌　　1次治療

投与スケジュール　【投与時間】Day 1：1時間20分，Day 8，15：40分

Day	1	8	15
CBDCA カルボプラチン AUC 6	●		
nab-PTX アブラキサン® 100mg/m²	●	●	●

検査	Day 0 血液 X-ray	Day 3 血液	Day 7 血液 X-ray	Day 10 血液	Day 14 血液 X-ray	Day 15 投与後，翌日退院

Day 8，15 の投与開始基準を満たさない場合はスキップ.
3-4 週ごとに投与，4 コースまで繰り返す.
2 コース終了ごとに CT で評価.

投与例➡ p.142

各コース投与開始基準

●Day 1 投与基準

項目	基準
白血球数または好中球数	≧3000/mm³ または≧1500/mm³
血小板数	≧10万/mm³
T-bil	<正常上限値1.5倍
AST, ALT	<正常上限値3.0倍
Cre	<正常上限値1.5倍
末梢神経障害	≦G2
その他の非血液毒性	<G2
PS	0-2

●Day 8, 15 投与基準

項目	基準
好中球数	≧500/mm³
血小板数	≧5万/mm³
T-bil	<正常上限値1.5倍
AST, ALT	<正常上限値3.0倍
Cre	<正常上限値1.5倍
末梢神経障害	≦G2
その他の非血液毒性	<G2
PS	0-2

各コース減量・中止基準

項目		CBDCA（AUC）	nab-PTX（mg/m²）
	開始時	6	100
FN≧G3，白血球減少G4，好中球減少G4が1週間以上，血小板減少G4もしくはG3で輸血施行，感染≧G3，末梢神経障害≧G3	1回目	5	75
	2回目	4.5	50
	3回目	中止	
薬剤性肺障害(肺臓炎)≧G1	1回目	中止	
その他の非血液毒性≧G3	1回目	5	75
	2回目	4.5	50
	3回目	中止	

JCOPY 498-13106

■ 効果

	奏効率 ORR	無増悪生存期間 mPFS	全生存期間 mOS
全体	33%	6.3カ月	12.1カ月
扁平上皮癌	41%		
非扁平上皮癌	26%		

参考文献：Socinski MA, et al. J Clin Oncol. 2012; 30: 2055-2062.

■ 毒性マネジメント

- 白血球・好中球減少，血小板減少の nadir は Day 12-14 頃.
- CBDCA：悪心，食欲不振.
- nab-PTX：関節痛，筋肉痛，末梢神経障害，脱毛.

Point

nab-PTX レジメンは骨髄抑制が強い．Day 8 や Day 15 の投与を skip することや，次コースの開始時期を調整するなどして対応.

■ 治療前の準備

- nab-PTX はアルブミン製剤にあたるため，初回導入時に輸血同意書が必要.

■ 2 コース目以降の注意点

- CBDCA レジメンは，Cre の変動がみられた場合には，各コースで CBDCA の投与量を再計算する.
- 2 コース目以降は外来で施行する.

細胞障害性抗がん剤

11 Cisplatin（CDDP）＋Gemcitabine（GEM）

非小細胞肺癌　　1 次治療

投与スケジュール　【投与時間】Day 1：CDDP：5 時間 45 分，Day 8：40 分

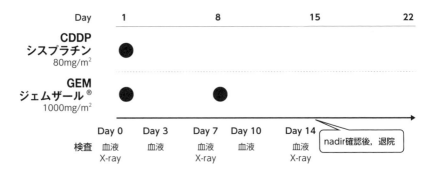

Day 8 の投与開始基準を満たさない場合はスキップ.
3-4 週ごとに投与，4 コースまで繰り返す.
2 コース終了ごとに CT で評価.

投与例➡ p.142

各コース投与開始基準

● Day 1 投与基準

項目	基準
白血球数または 好中球数	≧3000/mm³ または ≧1500/mm³
血小板数	≧10万/mm³
T-bil	＜正常上限値1.5倍
AST, ALT	＜正常上限値3.0倍
CCr	≧60mL/min
その他の非血液毒性	＜G2
PS	0-1

● Day 8 投与基準

項目	基準
白血球数または 好中球数	≧2000/mm³ または ≧1000/mm³
血小板数	≧7.5万/mm³
T-bil	＜正常上限値1.5倍
AST, ALT	＜正常上限値3.0倍
その他の非血液毒性	＜G2
PS	0-1

JCOPY 498-13106

各コース減量・中止基準

項目		CDDP (mg/m²)	GEM (mg/m²)
	開始時	80	1000
FN≧G3, 白血球減少G4, 好中球減少G4が1週間以上, 血小板減少G4もしくはG3で輸血施行, 感染≧G3	1回目	80	800
	2回目	中止	
Cre上昇	1回目	G1: 60 G2: CBDCAに変更 ≧G3: 中止	G1: 1000 G2: 800 ≧G3: 中止
	2回目	≦G2: CBDCAに変更 ≧G3: 中止	≦G2: 800 ≧G3: 中止
薬剤性肺障害 (肺臓炎) ≧G1	1回目	中止	
その他の非血液毒性≧G3	1回目	60	800
	2回目	中止	

細胞障害性抗がん剤

■ 効果

	奏効率 ORR	無増悪生存期間 mPFS	全生存期間 mOS
CDDP＋GEM[1]	30.1%	4.0カ月	14.0カ月
CDDP＋GEM(扁平上皮癌)/(非扁平上皮癌)[2]	28.2%	5.5 / 4.7 カ月	10.8 / 10.1カ月

参考文献: 1) Ohe Y, et al. Ann Oncol. 2007; 18: 317-323.
2) Scagliotti GV, et al. J Clin Oncol. 2008; 26: 3543-3551.

Point

CDDP＋PEM と CDDP＋GEM との比較試験において，扁平上皮癌では CDDP＋GEM，非扁平上皮癌では CDDP+PEM で有意な生存延長が示されている.

Point

扁平上皮癌においては CDDP＋GEM にヒト型抗 EGFR モノクローナル抗体である Necitumumab を併用することで，CDDP＋GEM よりも有意な生存期間の延長が示され本邦でも承認されている.

■ 毒性マネジメント

- 白血球・好中球減少，血小板減少の nadir は Day 12–16 頃.
- CDDP: 悪心，食欲不振，腎障害.
- GEM: 血管炎，皮疹，下痢. 薬剤性肺障害 (肺臓炎).

■ 治療前の準備

- 間質性肺炎が無いことを確認する.
- CDDP レジメンは補液量が多いため，1 コース目開始前に心臓超音波検査を検討する.

■ 2コース目以降の注意点

- 2 コース目以降は Day 0–4 の 5 日間入院で行う（Day 0 に採血，胸部 X-ray，Day 3 に採血）または Day 8 投与後退院.

非小細胞肺癌

小細胞肺癌

胸腺腫・胸腺癌

悪性胸膜中皮腫

12 Cisplatin(CDDP)/Carboplatin(CBDCA)　+S-1

| 非小細胞肺癌 | 1 次治療 |

投与スケジュール

【投与時間】CDDP：5 時間 15 分，CBDCA：40 分
S-1：1 日 2 回　朝夕食後

Day	1	8	14	22

CDDP/CBDCA
シスプラチン /
カルボプラチン
60mg/m² /AUC 5

S-1　朝
ティーエスワン®
40mg/m² / 回　内服　夕

	Day 0	Day 3	Day 7	Day 10	Day 14	
検査	血液 X-ray	血液	血液 X-ray	血液	血液 X-ray	nadir確認後または Day 15 に退院

3-4 週ごとに投与，4 コースまで繰り返す．
2 コース終了ごとに CT で評価．

投与例➡ p.143

各コース投与開始基準

項目	基準
白血球数または好中球数	≧3000/mm³ または ≧1500/mm³
血小板数	≧10万/mm³
T-bil	＜正常上限値1.5倍
AST, ALT	＜正常上限値3.0倍
CCr	CDDP：≧60mL/min
	S-1：　≧30mL/min
その他の非血液毒性	＜G2
PS	CDDP 0-1，CBDCA 0-2

S-1 投与量

体表面積	CCr（mL/min）		
	≧60	40-60	30-40
1.5m² 以上	120mg/day	100mg/day	80mg/day
1.25m² 以上〜 1.5m² 未満	100mg/day	80mg/day	50mg/day
1.25m² 未満	80mg/day	50mg/day	40mg/day

S-1 休薬・再開基準

	休薬基準	再開基準
白血球数または好中球数	＜2000/mm³ または ＜1000/mm³	＞3000/mm³ または ＞1500/mm³
血小板数	＜7.5万mm³	＞10万mm³
発熱	≧38度	＜38度
T-bil	≧2.0mg/dL	＜2.0mg/dL
AST, ALT	≧正常上限値5.0倍	＜正常上限値3.0倍
CCr	＜30mL/min	≧30mL/min
下痢・口内炎	≧G2（コントロール困難な場合）	≦G1かコントロール可能
薬剤性肺障害（肺臓炎）	≧G1で治療中止	再開なし
その他の非血液毒性	≧G3（電解質異常は除く）	≦G2（電解質異常は除く）

各コース減量・中止基準

項目		CDDP（mg/m²）	CBDCA（AUC）	S-1
	開始時	60	5	前頁参照
FN≧G3，白血球減少G4，好中球減少G4が1週間以上，血小板減少G4もしくはG3で輸血施行，感染≧G3	1回目	60	4	1段階減量
	2回目	中止		
Cre上昇	1回目	G1: 50 G2: CBDCAに変更 ≧G3: 中止	G1: 5 G2: 4 ≧G3: 中止	≦G2: 1段階減量 ≧G3: 中止
	2回目	≦G2: CBDCAに変更 （または再計算） ≧G3: 中止	≦G2: 4 ≧G3: 中止	≦G2: 1段階減量 ≧G3: 中止
薬剤性肺障害(肺臓炎)≧G1	1回目	中止		
その他の非血液毒性≧G3	1回目	50	4	1段階減量
	2回目	中止		

効果

	奏効率 ORR	無増悪生存期間 mPFS	全生存期間 mOS
CDDP＋S-1[1]	26.9%	4.9カ月	16.1カ月
CBDCA＋S-1[2]	20.4%	4.1カ月	15.2カ月

参考文献: 1) Kubota K, et al. Ann Oncol. 2015; 26: 1401-1408.
2) Okamoto I, et al. J Clin Oncol. 2010; 28: 5240-5246.

毒性マネジメント

- 白血球・好中球減少，血小板減少の nadir は Day 15-17 頃.
- CDDP: 悪心，食欲不振，腎障害.
- S-1: 消化器症状（悪心，下痢），粘膜障害（口腔粘膜炎，味覚障害），流涙（涙道狭窄・閉塞），皮膚障害（皮疹，色素沈着）.

治療前の準備

- CDDP レジメンを選択する場合は補液量が多いため，1 コース目開始前に心臓超音波検査を検討する.
- S-1 は腎機能障害（CCr＜30mL/min）では投与を推奨しない.

2コース目以降の注意点

- CDDP レジメンでは 2 コース目以降は Day 0-4 の 5 日間入院で行う（Day 0 に採血，胸部 X-ray，Day 3 に採血）.
- CBDCA レジメンは，Cre の変動がみられた場合には，各コースで CBDCA の投与量を再計算する.
- CBDCA レジメンは 2 コース目以降は外来で施行する.

細胞障害性抗がん剤

非小細胞肺癌

小細胞肺癌

胸腺腫・胸腺癌

悪性胸膜中皮腫

13a Docetaxel(DTX)＋Ramucirumab(RAM)

非小細胞肺癌 　2次治療以降

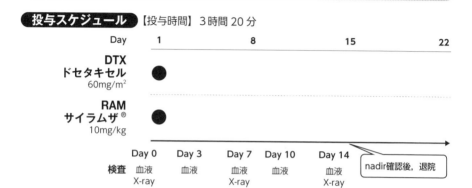

投与スケジュール 【投与時間】3時間20分

| Day | 1 | 8 | 15 | 22 |

DTX
ドセタキセル
60mg/m²

RAM
サイラムザ®
10mg/kg

| | Day 0 | Day 3 | Day 7 | Day 10 | Day 14 | |
| 検査 | 血液 X-ray | 血液 | 血液 X-ray | 血液 | 血液 X-ray | nadir確認後，退院 |

3-4週ごとに投与，PDまで繰り返す.
2コース終了ごとにCTで評価.

投与例➡ p.144

各コース投与開始基準

項目	基準
白血球数または好中球数	≧3000/mm³ または ≧1500/mm³
血小板数	≧10万/mm³
T-bil	＜正常上限値1.5倍
AST, ALT	＜正常上限値3.0倍
Cre	＜正常値上限1.5倍
蛋白尿	≦1+
血圧	＜150/100mmHg
その他の非血液毒性	＜G2
PS	0-1

各コース減量・中止基準

項目		DTX (mg/m²)	RAM (mg/kg)
	開始時	60	10
FN≧G3, 白血球減少G4, 好中球減少G4が1週間以上, 血小板減少G4もしくはG3で輸血施行, 感染≧G3, 末梢神経障害≧G3	1回目	50	8
	2回目	中止	
			尿中蛋白量＜2g/dayまで休薬
蛋白尿 尿中蛋白量≧2g/day	1回目	60	8mg/kgで再開
	2回目	60	6mg/kgで再開
	3回目 または ≧3g/日	60	中止
血圧≧150/100mmHg		60	休薬，コントロール出来れば再開
出血 気管支肺胞出血≧G1 その他の出血≧G2		60	休薬 G0になれば再開 ≦G1になれば再開
薬剤性肺障害(肺臓炎)≧G1	1回目	中止	
その他の非血液毒性≧G3	1回目	50	8
	2回目	中止	6
	3回目	中止	

血栓塞栓症（G2以上），出血（G3以上），消化管穿孔などの重篤な毒性が出た場合にはRAMを中止する.

効果

奏効率 ORR	無増悪生存期間 mPFS	全生存期間 mOS
23.0%	4.5カ月	10.5カ月

参考文献: Garon EB, et al. Lancet. 2014; 384: 665-673.

毒性マネジメント

- 白血球・好中球減少，血小板減少のnadirはDay 10-12頃.
- 骨髄抑制が強い症例では，PEG-G-CSFの投与より先にDTXの減量を検討する.
- 口内炎が多く，積極的な対応が必要.
- DTX: 消化器症状（下痢，便秘），長期投与時には浮腫・体液貯留を認めることが多い.
- RAM: 高血圧，蛋白尿，出血，血栓症.

Point

　口内炎は頻度が高く，時に重篤化することもあり，口腔ケア，対症療法，歯科受診などで対応する.

治療前の準備

- 間質性肺炎がある場合は適格を十分に検討し，注意して経過観察する.
- 空洞病変，大血管浸潤，コントロール不良の血痰，血栓症などの既往を有する症例は除外する.

2コース目以降の注意点

- 2コース目以降は外来で行う.

細胞障害性抗がん剤

13b Docetaxel（DTX）

非小細胞肺癌　2次治療以降　1次治療（高齢者）

投与スケジュール 【投与時間】1時間10分

Day	1	8	15	22

DTX
ドセタキセル
60mg/m²

	Day 0	Day 3	Day 7	Day 10	
検査	血液 X-ray	血液	血液 X-ray	血液	nadir確認後，退院

3-4週ごとに投与，PDまで繰り返す.
2コース終了ごとにCTで評価.

投与例➡p.144

各コース投与開始基準

項目	基準
白血球数または好中球数	≧3000/mm³ または≧1500/mm³
血小板数	≧10万/mm³
T-bil	<正常上限値1.5倍
AST, ALT	<正常上限値3.0倍
Cre	<正常上限値1.5倍
その他の非血液毒性	<G2
PS	0-2

各コース減量・中止基準

項目		DTX (mg/m²)
	開始時	60
FN≧G3，白血球減少G4，好中球減少G4が1週間以上， 血小板減少G4もしくはG3で輸血施行，感染≧G3，末梢神経障害≧G3	1回目	50
	2回目	中止
薬剤性肺障害（肺臓炎）≧G1	1回目	中止
その他の非血液毒性≧G3	1回目	50
	2回目	中止

JCOPY 498-13106

非小細胞肺癌

小細胞肺癌

胸腺腫・胸腺癌

悪性胸膜中皮腫

■ **効果**

奏効率 ORR	無増悪生存期間 mPFS	全生存期間 mOS
14.0%	3.0カ月	9.1カ月

参考文献：Garon EB, et al. Lancet. 2014; 384: 665-673.

■ **毒性マネジメント**

- 白血球・好中球減少，血小板減少の nadir は Day 10-12 頃．
- 消化器症状（下痢，便秘），長期投与時には浮腫・体液貯留を認めることが多い．

■ **治療前の準備**

- 間質性肺炎がある場合は適格を十分に検討し，注意して経過観察する．

■ **2コース目以降の注意点**

- 2コース目以降は外来で行う．

細胞障害性抗がん剤

14 Pemetrexed（PEM）

非小細胞肺癌（非扁平上皮癌）　　2次治療以降

投与スケジュール 【投与時間】20分

Day	1	8	15	22

PEM
アリムタ®
$500mg/m^2$

検査	Day 0	Day 3	Day 7	Day 10
	血液	血液	血液	血液
	X-ray		X-ray	

nadir確認後，退院

3-4週ごとに投与，PDまで繰り返す.
2コース終了ごとにCTで評価.

投与例➡p.144

各コース投与開始基準

項目	基準
白血球数または好中球数	$≧3000/mm^3$ または$≧1500/mm^3$
血小板数	$≧10万/mm^3$
T-bil	＜正常上限値1.5倍
AST, ALT	＜正常上限値3.0倍
CCr	$≧45mL/min$
その他の非血液毒性	＜G2
PS	0-2

各コース減量・中止基準

項目		PEM （mg/m²）
	開始時	500
FN≧G3，白血球減少G4，好中球減少G4が1週間以上，血小板減少G4もしくはG3で輸血施行，感染≧G3	1回目	400
	2回目	中止
薬剤性肺障害(肺臓炎)≧G1	1回目	中止
その他の非血液毒性≧G3	1回目	400
	2回目	中止

■ 効果

奏効率 ORR	無増悪生存期間 mPFS	全生存期間 mOS
9.1%	2.9カ月	8.3カ月

参考文献: Hanna N, et al. J Clin Oncol. 2004; 22: 1589-1597.

■ 毒性マネジメント

- 白血球・好中球減少, 血小板減少の nadir は Day 10-12 頃.
- 皮疹 (Day 7 頃〜), 肝障害, 薬剤性肺障害 (肺臓炎), 浮腫, Cre 上昇など. 特に Cre の経時的悪化に注意.
- 皮疹予防のため Day 2-3 にデキサメタゾン 2mg/day の内服を処方する.

Point

NSAIDs と併用した場合, PEM の血中濃度が上昇し, 副作用が増強するおそれがあるため, PEM 投与 5 日前から 2 日後の 8 日間はできる限り併用を控える.

■ 治療前の準備

- PEM 投与 1 週間以上前に, Vit.B12 (メチコバール®) 1000μg 筋注, 葉酸 (パンビタン®) 1g /day の内服開始 (Vit.B12 は 9 週ごと, 葉酸は毎日).
- PEM は腎機能障害 (CCr<45mL/min) では投与を推奨しない.
- 間質性肺炎がある場合は適格を十分に検討し, 注意して経過観察する.

■ 2 コース目以降の注意点

- 2 コース目以降は外来で施行する.

細胞障害性抗がん剤

非小細胞肺癌
小細胞肺癌
胸腺腫・胸腺癌
悪性胸膜中皮腫

15 S-1

非小細胞肺癌 **2次治療以降**

投与スケジュール　1日2回　朝夕食後

Day	1 2 3	28
S-1 ティーエスワン® 40mg/m²/回 内服 朝	●●●●●●● - - - - - - - - -	●●
夕	●●●●●●● - - - - - - - - -	●●

	Day 0	Day 3	Day 7
検査	血液 X-ray	血液	血液 X-ray

1週間程度で退院

4週内服，2週休薬を1コースとする．PD まで継続．
2コース終了ごとに CT で評価．

各コース投与開始基準

項目	基準
白血球数または好中球数	≧3000/mm³ または≧1500/mm³
血小板数	≧10万/mm³
T-bil	＜正常上限値1.5倍
AST, ALT	＜正常上限値3.0倍

項目	基準
CCr	≧30mL/min
その他の非血液毒性	＜G2
PS	0-2

S-1 投与量

体表面積	CCr（mL/min）		
	≧60	40-60	30-40
1.5m² 以上	120mg/day	100mg/day	80mg/day
1.25m² 以上～ 1.5m² 未満	100mg/day	80mg/day	50mg/day
1.25m² 未満	80mg/day	50mg/day	40mg/day

S-1 休薬・再開基準

	休薬基準	再開基準
白血球数または好中球数	＜2000/mm³ または ＜1000/mm³	≧3000/mm³ または ≧1500/mm³
血小板数	＜7.5万/mm³	≧10万/mm³
発熱	≧38度	＜38度
総ビリルビン	≧2.0mg/dL	＜2.0mg/dL
AST, ALT	≧G3	≦G1
CCr	＜30mL/min	≧30mL/min
下痢・口内炎	≧G2（コントロール困難な場合）	≦G1かコントロール可能
薬剤性肺障害（肺臓炎）	≧G1で治療中止	再開なし
その他の非血液毒性	≧G3（電解質異常は除く）	≦G2（電解質異常は除く）

JCOPY 498-13106

各コース減量・中止基準

項目	S-1 (mg/m²)	
	開始時	上記参照
FN≧G3，白血球減少G4，好中球減少G4が1週間以上，血小板減少G4もしくはG3で輸血施行，感染≧G3	1回目	1段階減量
	2回目	中止
Cre上昇	1回目	≦G2：1段階減量 ≧G3：中止
	2回目	≦G2：1段階減量 ≧G3：中止
薬剤性肺障害(肺臓炎)≧G1	1回目	中止
その他の非血液毒性≧G3	1回目	1段階減量
	2回目	中止

細胞障害性抗がん剤

効果

奏効率 ORR	無増悪生存期間 mPFS	全生存期間 mOS
8.3%	2.86カ月	12.7カ月

参考文献: Nokihara H, et al, Ann Oncol. 2017; 28: 2698-2706.

毒性マネジメント

• 消化器症状（悪心，下痢），粘膜障害（口腔粘膜炎，味覚障害），流涙（涙道狭窄・閉塞），皮膚障害（皮疹，色素沈着），骨髄抑制.

Point

骨髄抑制は内服終了後にも遷延することがあり，注意する.

Point

症例によっては2週間投与・1週間休薬のスケジュールで行うこともある.

治療前の準備

• S-1は腎機能障害（CCr＜30mL/min）では投与を推奨しない.

2コース目以降の注意点

• 2コース目以降は外来で施行する.

非小細胞肺癌

小細胞肺癌

胸腺腫・胸腺癌

悪性胸膜中皮腫

16 nab-Paclitaxel（nab-PTX）

非小細胞肺癌　2 次治療以降

投与スケジュール 【投与時間】Day 1・8・15: 40 分

Day	1	8	15

nab-PTX
アブラキサン®
100mg/m²

| 検査 | Day 0 | Day 3 | Day 7 | Day 10 | Day 14 | Day 15 投与後,
翌日退院 |
|---|---|---|---|---|---|---|
| | 血液
X-ray | 血液 | 血液
X-ray | 血液 | 血液
X-ray | |

Day 8, 15 の投与基準を満たさない場合はスキップ.
毎週投与，PD まで繰り返す.
1 コースを 3 週とし，2 コース終了ごとに CT で評価.

投与例➡ p.144

各コース投与開始基準

● Day 1 投与基準

項目	基準
好中球数	≧1500/mm³
血小板数	≧10万/mm³
AST，ALT	<正常上限値3.0倍
T-bil	<正常上限値1.5倍
Cre	<正常上限値1.5倍
末梢神経障害	≦G2
その他の非血液毒性	<G2
PS	0-2

● Day 8, 15 投与基準

項目	基準
好中球数	≧1000/mm³
Hb	≧8.0g/dL
血小板数	≧5万/mm³
T-Bil	<正常上限値1.5倍
AST，ALT	<正常上限値3.0倍
Cre	<正常上限値1.5倍
末梢神経障害	≦G2

項目	基準
薬剤肺障害（肺臓炎）	≦G1
その他の非血液毒性	≦G2
PS	0-2

各コース減量・中止基準

項目		nab-PTX （mg/m²）
	開始時	100
好中球数G4, 血小板減少G4	1回目	80
	2回目	60
	3回目	中止
その他の非血液毒性≧G3	1回目	80
	2回目	60
	3回目	中止

■ 効果

	奏効率 ORR	無増悪生存期間 mPFS	全生存期間 mOS
全体	29.9%	4.2カ月	16.2カ月
扁平上皮癌	30.4%		
非扁平上皮癌	29.7%		

参考文献: Yoneshima Y, et al. J Thorac Oncol. 2021; 16: 1523-1532.

■ 毒性マネジメント

- 関節痛, 筋肉痛, 末梢神経障害, 脱毛.

■ 治療前の準備

- nab–PTX はアルブミン製剤にあたるため, 初回導入時に輸血同意書が必要.

■ 2 コース目以降の注意点

- 2 コース目以降は外来で施行する.

細胞障害性抗がん剤

17 Nivolumab（NIVO）＋Ipilimumab（IPI）

非小細胞肺癌 | 1次治療

投与スケジュール 【投与時間】1時間55分

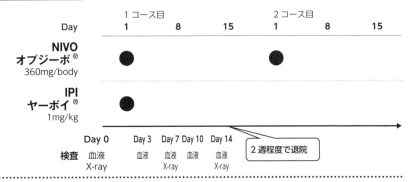

Nivolumab は3週ごとに投与．Ipilimumab は6週ごとに投与．2年間投与を継続する．
12週ごとに CT で評価.

投与例➡ p.145

Point

Nivolumab は240mg/body　2週ごとに投与することも可能.

各コース投与開始基準

項目	基準
T-bil	≦正常上限値1.5倍
AST，ALT	≦正常上限値3.0倍
Cre	≦正常上限値1.5倍
肺臓炎	<G2
その他免疫関連毒性	<G2
PS	0-2

各コース中止基準

がん免疫療法ガイドラインの各アルゴリズムに準ずる.

JCOPY 498-13106

■ 効果

奏効率 ORR	無増悪生存期間 mPFS	全生存期間 mOS
36%	5.1カ月	17.1カ月

参考文献: Brahamer JR, et al. J Clin Oncol. 2023; 41: 1200-1212.

■ 毒性マネジメント

- 薬剤性肺障害，皮膚障害，腸炎，甲状腺機能異常，肝機能障害，副腎不全，1型糖尿病，脳炎，重症筋無力症など．
- Grade 3 以上の事象は肝機能障害で最多であった．次いで皮膚障害，内分泌障害であった．
- 各事象のマネジメントに関しては，がん免疫療法ガイドラインの各アルゴリズムに準拠して対応する．

Point

IPI 併用時には免疫関連有害事象の中でも皮疹，内分泌障害，下痢および肝障害の出現頻度が増え，Grade 3 以上の irAE も増加する．免疫チェックポイント阻害薬単剤よりも irAE の発症時期が早くなることが報告されており注意を要する．

■ 治療前の準備

- 合併症に自己免疫疾患，間質性肺炎がある場合は適格を十分に検討し，注意して経過観察する．
- 投与前にスクリーニング検査（血清 TSH，F-T3，F-T4，HbA1c，CK-MB，Trop I，BNP，KL-6，抗核抗体，尿定性，胸部 X-ray，心電図，心臓超音波検査）を実施する．

■ 2 コース目以降の注意点

- Nivolumab: 投薬量によって投薬間隔が変わるので注意する．
- 2 コース目以降は外来で施行する．

免疫チェックポイント阻害薬

18 Pembrolizumab

非小細胞肺癌 ｜ PD-L1 (22C3) ≧ 1% ｜ 1 次治療 ｜ 2 次治療以降

投与スケジュール 【投与時間】40 分

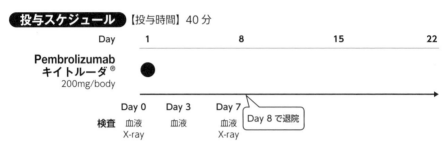

3 週ごとに投与，2 年間投与を継続する.
3 コース終了ごとに CT で評価.

投与例➡ p.145

Point

400mg/body　6 週ごとに投与することも可能.

各コース投与開始基準

項目	基準
T-bil	＜正常上限値1.5倍
AST, ALT	＜正常上限値3.0倍
Cre	＜正常上限値1.5倍
肺臓炎	＜G2
その他の免疫関連毒性	＜G2
PS	0-2

各コース中止基準

がん免疫療法ガイドラインの各アルゴリズムに準ずる.

JCOPY 498-13106

効果

	奏効率 ORR	無増悪生存期間 mPFS	全生存期間 mOS
1 次治療(PD-L1≧50%) [1] [2]	46.1%	7.7カ月	26.3カ月
1 次治療(PD-L1≧1%) [2]	27.3%	5.6カ月	16.4カ月
2 次治療以降(PD-L1≧1%) [3]	21.2%	4.0カ月	11.8カ月

参考文献: 1) Martin R, et al. J Clin Oncol. 2021; 39: 2339-2350.
2) de Costro G Jr, et al. J Clin Oncol. 2023; 41: 1986-1991.
3) Herbst RS, et al. J Thorac Oncol. 2021; 16: 1718-1732.

毒性マネジメント

- 薬剤性肺障害（肺臓炎），皮膚障害，腸炎，甲状腺機能異常，肝機能障害，副腎不全，1 型糖尿病，脳炎，重症筋無力症など.
- Grade 3 以上の事象は，皮膚障害，肺臓炎などであった.
- 各事象のマネジメントに関しては，がん免疫療法ガイドラインの各アルゴリズムに準拠して対応する.

治療前の準備

- 合併症に自己免疫疾患，間質性肺炎がある場合は適格を十分に検討し，注意して経過観察する.
- 投与前にスクリーニング検査（血清 TSH, F-T3, F-T4, HbA1c, CK-MB, Trop I, BNP, KL-6, 抗核抗体，尿定性，胸部 X-ray，心電図，心臓超音波検査）を実施する.
- PD-L1 の発現を 22C3 で評価し，1%以上あることを確認する.

2 コース目以降の注意点

- 2 コース目以降は外来で施行する.

Point

低頻度だが pseudo-progression（偽性増悪）を認める症例もあるため，効果判定および治療中止の判断は慎重に行う.

免疫チェックポイント阻害薬

非小細胞肺癌

小細胞肺癌

胸腺腫・胸腺癌

悪性胸膜中皮腫

19 Nivolumab（NIVO）

非小細胞肺癌　　2 次治療以降

投与スケジュール　【投与時間】40 分

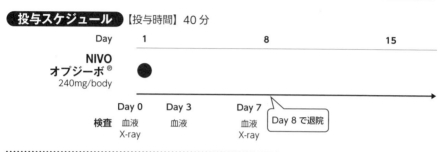

2 週ごとに投与，PD まで繰り返す．
4 コース終了ごとに CT で評価．

投与例➡ p.145

Point

480mg/body　4 週ごとに投与することも可能．

各コース投与開始基準

項目	基準
T-bil	＜正常上限値1.5倍
AST, ALT	＜正常上限値3.0倍
Cre	＜正常上限値1.5倍
肺臓炎	＜G2
その他の免疫関連毒性	＜G2
PS	0-2

各コース中止基準

がん免疫療法ガイドラインの各アルゴリズムに準ずる．

■ 効果

	奏効率 ORR	無増悪生存期間 mPFS	全生存期間 mOS
扁平上皮癌	20%	3.5カ月	9.2カ月
非扁平上皮癌	19.5%	2.3カ月	12.2カ月

参考文献: Borghaei H, et al. J Clin Oncol. 2021; 39: 723-733.

■ 毒性マネジメント

- 薬剤性肺障害（肺臓炎），皮膚障害，腸炎，甲状腺機能異常，肝機能障害，副腎不全，1型糖尿病，脳炎，重症筋無力症など.
- 扁平上皮癌: Grade 3 以上の事象は，尿細管間質性腎炎，大腸炎，肝臓炎であった.
- 非扁平上皮癌: Grade 3 以上の事象は，肺臓炎や腸炎，脳炎などであった.
- 各事象のマネジメントに関しては，がん免疫療法ガイドラインの各アルゴリズムに準拠して対応する.

■ 治療前の準備

- 合併症に自己免疫疾患，間質性肺炎がある場合は適格を十分に検討し，注意して経過観察する.
- 投与前にスクリーニング検査（血清 TSH, F-T3, F-T4, HbA1c, CK-MB, Trop I, BNP, KL-6, 抗核抗体，尿定性，胸部 X-ray, 心電図，心臓超音波検査）を実施する.
- PD-L1 の検査は必須ではない.

■ 2 コース目以降の注意点

- 2 コース目以降は外来で施行する.

Point

低頻度だが pseudo-progression（偽性増悪）を認める症例もあるため，効果判定および治療中止の判断は慎重に行う.

免疫チェックポイント阻害薬

非小細胞肺癌

小細胞肺癌

胸腺腫・胸腺癌

悪性胸膜中皮腫

20 Atezolizumab

非小細胞肺癌 | 1 次治療，SP142 TC3 または IC3 | 2 次治療以降

投与スケジュール 【投与時間】40 分（初回のみ 1 時間 10 分）

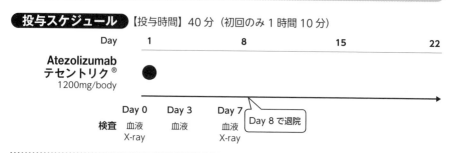

3 週間ごとに投与，PD まで繰り返す．
3 コース終了ごとに CT で評価．

投与例 ➡ p.145

各コース投与開始基準

項目	基準
T-bil	＜正常上限値1.5倍
AST, ALT	＜正常上限値3.0倍
Cre	＜正常上限値1.5倍
肺臓炎	＜G2
その他の免疫関連毒性	＜G2
PS	0-2

各コース中止基準

がん免疫療法ガイドラインの各アルゴリズムに準ずる．

JCOPY 498-13106

■ 効果

	奏効率 ORR	無増悪生存期間 mPFS	全生存期間 mOS
1次治療[1]	40.2%	8.2カ月	20.2カ月
2次治療以降	14.0%[2]	2.8カ月[2]	13.3カ月[3]

参考文献: 1) Jassem J, et al. J Thorac Oncol. 2021; 16: 1872-1882.
2) Rittmeyer A, et al. Lancet. 2017; 389: 255-265.
3) Mazieres J, et al. J Thorac Oncol. 2021; 16; 140-150.

■ 毒性マネジメント

- 薬剤性肺障害（肺臓炎），皮膚障害，腸炎，甲状腺機能異常，肝機能障害，副腎不全，１型糖尿病，脳炎，重症筋無力症など．
- Grade 3 以上の事象は，肝機能障害，皮膚障害などであった．
- 各事象のマネジメントに関しては，がん免疫療法ガイドラインの各アルゴリズムに準拠して対応する．

■ 治療前の準備

- 合併症に自己免疫疾患，間質性肺炎がある場合は適格を十分に検討し，注意して経過観察する．
- 投与前にスクリーニング検査（血清 TSH，F-T3，F-T4，HbA1c，CK-MB，Trop I，BNP，KL-6，抗核抗体，尿定性，胸部 X-ray，心電図，心臓超音波検査）を実施する．
- １次治療は PD-L1 の発現を SP142 で評価し，TC3 または IC3 であることを確認する．
- ２次治療以降は PD-L1 の検査は必須ではない．

■ 2コース目以降の注意点

- ２コース目以降は外来で施行する．

Point

低頻度だが pseudo-progression（偽性増悪）を認める症例もあるため，効果判定および治療中止の判断は慎重に行う．

免疫チェックポイント阻害薬

21 Durvalumab

非小細胞肺癌　　化学放射線治療後

投与スケジュール 【投与時間】1 時間 10 分

Day	1	8	15

Durvalumab
イミフィンジ®
10mg/kg ●

検査	Day 0	Day 3	Day 7
	血液	血液	血液
	X-ray		X-ray

Day 8 で退院

プラチナ併用化学療法を用いた根治的化学放射線療法後に投与する.
2 週ごとに投与, 1 年間投与を継続する.
4 コース終了ごとに CT で評価.

投与例➡ p.146

各コース投与開始基準

項目	基準
白血球数または好中球数	≧3000/mm³ または≧1500/mm³
血小板数	≧10万/mm³
T-bil	<正常上限値1.5倍
AST, ALT	<正常上限値3.0倍
Cre	<正常上限値1.5倍
肺臓炎	<G2
その他の免疫関連毒性	<G2
PS	0-2

各コース中止基準

がん免疫療法ガイドラインの各アルゴリズムに準ずる.

効果

奏効率 ORR	無増悪生存期間 mPFS	全生存期間 mOS
28.4%[1]	16.9カ月[2]	47.5カ月[2]

参考文献: 1) Antonia SJ, et al. N Engl J Med. 2017; 377: 1919-1929.
2) Spigel DR, et al. J Clin Oncol. 2022; 40: 1301-1311.

免疫チェックポイント阻害薬

毒性マネジメント

- 薬剤性肺障害（肺臓炎），皮膚障害，腸炎，甲状腺機能異常，肝機能障害，副腎不全，1型糖尿病，脳炎，重症筋無力症など．
- Grade 3 以上の事象は肺臓炎，皮膚障害などであった．
- 肺臓炎出現時は各種検査を行い，原因（放射線肺臓炎，薬剤性肺障害および感染症など）を精査し，適切な対処を行う．
- 各事象のマネジメントに関しては，がん免疫療法ガイドラインの各アルゴリズムに準拠して対応する．

治療前の準備

- 根治照射終了後，42 日以内に投与開始することが望ましい．
- 放射線照射範囲を把握しておく．
- Durvalumab 投与前に Grade 2 以上の肺臓炎がないことを確認する．
- 合併症に自己免疫疾患，間質性肺炎がある場合は適格を十分に検討し，注意して経過観察する．
- 投与前にスクリーニング検査（血清 TSH, F-T3, F-T4, HbA1c, CK-MB, Trop I, BNP, KL-6, 抗核抗体, 尿定性, 胸部 X-ray, 心電図, 心臓超音波検査）を実施する．

2 コース目以降の注意点

- 経過中に放射線肺臓炎もしくは薬剤性肺障害が出現する可能性があるので，投与前には必ず胸部 X-ray，体温および経皮的酸素飽和度を確認する．

Point

何らかの理由で休薬した場合でも，治療期間は初回投与開始から 12 カ月間までとする．

非小細胞肺癌

小細胞肺癌

胸腺腫・胸腺癌

悪性胸膜中皮腫

22 Gefitinib

| 非小細胞肺癌 | EGFR 陽性 | 1 次治療 | 2 次治療以降 |

投与スケジュール   1 日 1 回   朝食後

| Day | 1 2 3 | 8 | 15 |

Gefitinib イレッサ®
250mg/day 内服

●●● − − − − − − − −

| 検査 | Day 0 | Day 3 | Day 7 | Day 10 | Day 14 | |
| | 血液 X-ray | 血液 X-ray | 血液 X-ray | 血液 X-ray | 血液 X-ray | 2 週間程度で退院 |

連日内服，2 カ月ごとに CT で評価.
PD まで継続.

投与開始基準

項目	基準
白血球数または好中球数	≧3000/mm^3 または ≧1500/mm^3
血小板数	≧10万/mm^3
T-bil	<正常上限値1.5倍
AST, ALT	<正常上限値3.0倍
Cre	<正常上限値1.5倍
PS	0-4

減量・中止基準

項目	基準	用量調節
皮膚障害, 下痢	≧G3	休薬しG1に回復後，1段階減量
薬剤性肺障害 (肺臓炎)	≧G1	中止
それ以外の毒性	≧G3	休薬しG1に回復後，1段階減量

減量・中止する場合の投与量

用量レベル	投与量
通常投与量	250mg/day
1段階減量	250mg隔日投与
中止	250mg隔日投与で忍容性が得られない場合は投与を中止.

JCOPY 498-13106

■ 効果

奏効率 ORR	無増悪生存期間 mPFS	全生存期間 mOS
73.7%	10.8カ月	27.7カ月

参考文献: Inoue A, et al. Ann Oncol. 2013; 24: 54-59.

■ 毒性マネジメント

分子標的治療薬

- 皮疹, 肝機能障害, 下痢, 薬剤性肺障害（肺臓炎）などに注意.
- 下痢出現時は早期に整腸剤を開始し, 改善がなければ止痢薬（ロペラミド）の投与も検討する. これらの対症療法を行っても Grade 2 から改善しない場合は休薬し, Grade 1 に回復後再開する.
- 投薬開始時から保湿剤を使用し, 皮疹出現時は早めに strongest か very strong のステロイド外用や抗ヒスタミン薬を開始する. 皮疹・爪囲炎悪化時は抗菌薬（ミノサイクリン）内服も検討する. これらの対症療法を行っても改善しない場合は休薬し, 回復後再開する.
- 薬剤性肺障害（肺臓炎）が疑われる場合は早急に投与中止し CT など必要な検査を行いステロイド投与を検討する.

Point

毒性は比較的軽度で, PS 不良例にも有効性が示されている.

参考文献: Inoue A, et al. J Clin Oncol. 2009; 27: 1394-1400.

■ 治療前の準備

- 既存の間質性肺炎, 肝機能障害, 心電図で QT 延長がないことを確認する.

非
小
細
胞
肺
癌

小
細
胞
肺
癌

胸
腺
腫
・
胸
腺
癌

悪
性
胸
膜
中
皮
腫

23a　Erlotinib

| 非小細胞肺癌 | EGFR 陽性 | 1 次治療 | 2 次治療以降 |

投与スケジュール　1 日 1 回　起床時（空腹時）

| Day | 1　2　3 | 8 | 15 |

Erlotinib
タルセバ®
150mg/day　内服　● ● ● － － －

	Day 0	Day 3	Day 7	Day 10	Day 14
検査	血液	血液	血液	血液	血液
	X-ray	X-ray	X-ray	X-ray	X-ray

2 週程度で退院

連日内服，2 カ月ごとに CT で評価.
PD まで継続.

投与開始基準

項目	基準
白血球数または好中球数	≧3000/mm³ または ≧1500/mm³
血小板数	≧10万/mm³
T-bil	＜正常上限値1.5倍
AST, ALT	＜正常上限値3.0倍
Cre	＜正常上限値1.5倍
PS	0-2

減量・中止基準

項目	基準	用量調節
皮膚障害，下痢	≧G3	休薬しG1に回復後，1段階減量
薬剤性肺障害 (肺臓炎)	≧G1	中止
それ以外の毒性	≧G3	休薬しG1に回復後，1段階減量

減量・中止する場合の投与量

用量レベル	投与量
通常投与量	150mg/day
1段階減量	100mg/day
2段階減量	50mg/day
中止	50mg/day投与で忍容性が得られない場合は投与を中止.

■ 効果

奏効率 ORR	無増悪生存期間 mPFS	全生存期間 mOS
83.0% [1]	13.1カ月[1]	22.8カ月[2]

参考文献： 1) Zhou C, et al. Lancet Oncol. 2011; 12: 735-742.
2) Zhou C, et al. Ann Oncol. 2015; 26: 1877-1883.

■ 毒性マネジメント

- 皮疹，下痢，肝機能障害，薬剤性肺障害（肺臓炎）などに注意.
- 下痢出現時は早期に整腸剤を開始し，改善がなければ止痢薬（ロペラミド）の投与も検討する．これらの対症療法を行っても Grade 2 から改善しない場合は休薬し，Grade 1 に回復後再開する．
- 投薬開始時から保湿剤を使用し，皮疹出現時は早めに strongest か very strong のステロイド外用や抗ヒスタミン薬を開始する．皮疹・爪囲炎悪化時は抗菌薬（ミノサイクリン）内服も検討する．これらの対症療法を行っても改善しない場合は休薬し，回復後再開する．
- 薬剤性肺障害（肺臓炎）が疑われる場合は早急に投与中止し CT など必要な検査を行いステロイド投与を検討する．

■ 治療前の準備

- 既存の間質性肺炎，肝機能障害，心電図で QT 延長がないことを確認する．

分子標的治療薬

23b Erlotinib + Ramucirumab（RAM）

非小細胞肺癌　　EGFR 陽性　　1 次治療　　2 次治療以降

投与スケジュール

【投与時間】Erlotinib: 1 日 1 回　起床時（空腹時）
　　　　　　RAM: 1 コース目 1 時間 15 分，2 コース目以降 45 分

Day	1　2　3	8	15	22
Erlotinib タルセバ® 150mg/day　内服	●●● － － － － － －			
RAM サイラムザ® 10mg/kg	●		●	

検査	Day 0 血液 X-ray	Day 3 血液 X-ray	Day 7 血液 X-ray	Day 10 血液 X-ray	Day 14 血液 X-ray	Day 15 投与後 翌日退院

Erlotinib は連日内服．RAM は 2 週ごとに投与，PD まで繰り返す．
4 コースごとに CT で評価．

投与例➡ p.146

投与開始基準

各コース開始基準

項目	基準
白血球または好中球	≧3,000/mm³ または ≧1,500/mm³
血小板	≧10万/mm³
T-bil	＜正常上限値1.5倍
AST，ALT	＜正常上限値3.0倍
Cre	＜正常上限値1.5倍
蛋白尿	≦1+
血圧	＜150/100mmHg
PS	0-2

各コース減量・中止基準

① Erlotinib

【減量・中止基準】

項目	基準	用量調節
皮膚障害，下痢	≧G3	休薬しG1に回復後，1段階減量
薬剤性肺障害（肺臓炎）	≧G1	中止
それ以外の毒性	≧G3	休薬しG1に回復後，1段階減量

【減量・中止する場合の投与量】

用量レベル	投与量
通常投与量	150mg/日
1 段階減量	100mg/日
2 段階減量	50mg/日
中止	50mg/日投与で忍容性が得られない場合は投与を中止．

② Ramucirumab

項目		RAM（mg/kg）
	開始時	10
FN≧G3，白血球減少G4，好中球減少G4が1週間以上，血小板減少G4もしくはG3で輸血施行，感染≧G3，末梢神経障害≧G3	1回目	8
	2回目	中止
蛋白尿尿中蛋白量≧2g/day		尿中蛋白量＜2g/dayまで休薬
	1回目	8mg/kgで再開
	2回目	6mg/kgで再開
	3回目または≧3g/日	中止
血圧≧150/100mmHg		休薬，コントロール出来れば再開
出血		休薬
気管支肺胞出血≧G1		G0になれば再開
その他の出血≧G2		≦G1になれば再開
薬剤性肺障害（肺臓炎）≧G1	1回目	中止
その他の非血液毒性≧G3	1回目	8
	2回目	6
	3回目	中止

血栓塞栓症（G2以上），出血（G3以上），消化管穿孔などの重篤な毒性が出た場合はRAMを中止する．

■ 効果

奏効率 ORR	無増悪生存期間 mPFS	全生存期間 mOS
76.0%	19.4カ月	Not reached

参考文献: Nakagawa K, et al. Lancet Oncol. 2019; 20: 1655-1669.

■ 毒性マネジメント

- 皮疹，下痢，肝機能障害，薬剤性肺障害（肺臓炎）などに注意．
- 下痢出現時は早期に整腸剤を開始し，改善がなければ止痢薬（ロペラミド）の投与も検討する．これらの対症療法を行ってもGrade 2から改善しない場合は休薬し，Grade 1に回復後再開する．
- 投与開始時から保湿剤を使用し，皮疹出現時は早めにstrongestかvery strongのステロイド外用や抗ヒスタミン薬を開始する．皮疹・爪囲炎悪化時は抗菌薬（ミノサイクリン）内服も検討する．これらの対症療法を行っても改善しない場合は休薬し，回復後再開する．
- 薬剤性肺障害（肺臓炎）が疑われる場合は早急に投与中止しCTなど必要な検査を行い，ステロイド投与を検討する．
- RAM: 高血圧，蛋白尿，出血，血栓症．

Point

Erlotinib単剤と比較し治療効果は高いが，毒性も強い傾向にある．

■ 治療前の準備

- 既存の間質性肺炎，肝機能障害，心電図でQT延長がないことを確認する．
- 空洞病変，大血管浸潤，コントロール不良の血痰，血栓症などの既往を有する症例は除外する．

■ 2コース目以降の注意点

- 2コース目以降は外来で行う．

分子標的治療薬

非
小
細
胞
肺
癌

小
細
胞
肺
癌

胸
腺
腫
・
胸
腺
癌

悪
性
胸
膜
中
皮
腫

24 Afatinib

非小細胞肺癌　　EGFR 陽性　　1 次治療　　2 次治療以降

投与スケジュール　1 日 1 回　起床時（空腹時）

| Day | 1 2 3 | 8 | 15 |

Afatinib
ジオトリフ®
40mg/day　内服
● ● ● ー ー ー ー ー ー ー

検査	Day 0	Day 3	Day 7	Day 10	Day 14
	血液	血液	血液	血液	血液
	X-ray	X-ray	X-ray	X-ray	X-ray

2 週程度で退院

連日内服，2 カ月ごとに CT で評価.
PD まで継続.

投与開始基準

項目	基準
白血球数または好中球数	≧3000/mm³ または≧1500/mm³
血小板数	≧10万/mm³
T-bil	＜正常上限値1.5倍
AST, ALT	＜正常上限値3.0倍
Cre	＜正常上限値1.5倍
PS	0-2

減量・中止基準

項目	基準	用量調節
皮膚障害，下痢	≧G3	休薬しG1に回復後，1段階減量
薬剤性肺障害(肺臓炎)	≧G1	中止
それ以外の毒性	≧G3	休薬しG1に回復後，1段階減量

減量・中止する場合の投与量

用量レベル	投与量
通常投与量	40mg/day
1段階減量	30mg/day
2段階減量	20mg/day
中止	20mg/day投与で忍容性が得られない場合は投与を中止.

■ 効果

奏効率 ORR	無増悪生存期間 mPFS	全生存期間 mOS
56.0%[1]	11.1カ月[1]	28.2カ月[2]

参考文献: 1) Sequist LV, et al. J Clin Oncol. 2013; 31: 3327-3334.
2) Yang JC, et al. Lancet Oncol. 2015; 16: 141-151.

Point

EGFR の uncommon mutation（G719X, L861G, S768I など）においても奏効率は 71.1%と良好であった報告がある.

参考文献: Yang JC, et al. Lancet Oncol. 2015; 16: 830-838.

■ 毒性マネジメント

- 下痢, 皮疹, 爪囲炎, 口内炎, 薬剤性肺障害（肺臓炎）などに注意.
- 下痢出現時は早期に整腸剤を開始し, 改善がなければ止痢薬（ロペラミド）の投与も検討する. これらの対症療法を行っても Grade 2 から改善しない場合は休薬し, Grade 1 に回復後再開する.
- 投薬開始時から保湿剤を使用し, 皮疹出現時は早めに strongest か very strong のステロイド外用や抗ヒスタミン薬を開始する. 皮疹・爪囲炎悪化時は抗菌薬（ミノサイクリン）内服も検討する. これらの対症療法を行っても改善しない場合は休薬し, 回復後再開する.
- 薬剤性肺障害（肺臓炎）が疑われる場合は早急に投与中止し CT など必要な検査を行いステロイド投与を検討する.

■ 治療前の準備

- 既存の間質性肺炎, 肝機能障害, 心電図で QT 延長がないことを確認する.

非小細胞肺癌

小細胞肺癌

胸腺腫・胸腺癌

悪性胸膜中皮腫

25 Dacomitinib

| 非小細胞肺癌 | EGFR 陽性 | 1 次治療 | 2 次治療以降 |

投与スケジュール　1 日 1 回　朝食後

| Day | 1　2　3 | 8 | 15 |

Dacomitinib
ビジンプロ®
45mg/day　内服
●●●－－－－－－－－

2 週程度で退院

検査	Day 0	Day 3	Day 7	Day 10	Day 14
	血液	血液	血液	血液	血液
	X-ray	X-ray	X-ray	X-ray	X-ray

連日内服，2 カ月ごとに CT で評価.
PD まで継続.

投与開始基準

項目	基準
白血球数または好中球数	≧3000/mm³ または ≧1500/mm³
血小板数	≧10万/mm³
T-bil	<正常上限値1.5倍
AST, ALT	<正常上限値3.0倍
Cre	<正常上限値1.5倍
PS	0-2

減量・中止基準

項目	基準	用量調節
皮膚障害，下痢	≧G3	休薬しG1に回復後，1段階減量
薬剤性肺障害（肺臓炎）	≧G1	中止
それ以外の毒性	≧G3	休薬しG1に回復後，1段階減量

減量・中止する場合の投与量

用量レベル	投与量
通常投与量	45mg/day
1段階減量	30mg/day
2段階減量	15mg/day
中止	15mg/day投与で忍容性が得られない場合は投与を中止.

■ 効果

奏効率 ORR	無増悪生存期間 mPFS	全生存期間 mOS
74.9%	14.7カ月	34.1カ月

参考文献: Mok TS, et al. J Clin Oncol. 2018; 36: 2244-2250.

分子標的治療薬

■ 毒性マネジメント

- 下痢, 爪囲炎, 皮疹, 口内炎, 薬剤性肺障害（肺臓炎）などに注意.
- 下痢出現時は早期に整腸剤を開始し, 改善がなければ止痢薬（ロペラミド）の投与も検討する. これらの対症療法を行っても Grade 2 から改善しない場合は休薬し, Grade 1 に回復後再開する.
- 投薬開始時から保湿剤を使用し, 皮疹出現時は早めに strongest か very strong のステロイド外用や抗ヒスタミン薬を開始する. 皮疹・爪囲炎悪化時は抗菌薬（ミノサイクリン）内服も検討する. これらの対症療法を行っても改善しない場合は休薬し, 回復後再開する.
- 薬剤性肺障害（肺臓炎）が疑われる場合は早急に投与中止し CT など必要な検査を行いステロイド投与を検討する.

■ 治療前の準備

- 既存の間質性肺炎, 肝機能障害, 心電図で QT 延長がないことを確認する.

26 Osimertinib

| 非小細胞肺癌 | EGFR 陽性 | 1 次治療 | 2 次治療以降（T790M 陽性） |

投与スケジュール　1 日 1 回　朝食後

| Day | 1　2　3 | 8 | 15 |

**Osimertinib
タグリッソ®**
80mg/day　内服

● ● ● − − − − − − − − −

検査	Day 0	Day 3	Day 7	Day 10	Day 14	2 週程度で退院
	血液	血液	血液	血液	血液	
	X-ray	X-ray	X-ray	X-ray	X-ray	

連日内服，2 カ月ごとに CT で評価.
PD まで継続.

投与開始基準

項目	基準
白血球数または好中球数	≧3000/mm³ または≧1500/mm³
血小板数	≧10万/mm³
T-bil	＜正常上限値1.5倍
AST, ALT	＜正常上限値3.0倍
Cre	＜正常上限値1.5倍
PS	0-3

減量・中止基準

項目	基準	用量調節
皮膚障害，下痢	≧G3	休薬しG1に回復後，1段階減量
薬剤性肺障害（肺臓炎）	≧G1	中止
QTc間隔延長	G3	休薬しG1に回復後，1段階減量
	G4	中止
それ以外の毒性	≧G3	休薬しG1に回復後，1段階減量

減量・中止する場合の投与量

用量レベル	投与量
通常投与量	80mg/day
1段階減量	40mg/day
中止	40mg/day投与で忍容性が得られない場合は投与を中止.

■ 効果

	奏効率 ORR	無増悪生存期間 mPFS	全生存期間 mOS
1次治療	80.0%[1]	18.9カ月[1]	38.6カ月[2]
2次治療以降（T790M陽性）	71.0%[3]	10.1カ月[3]	22.7カ月[4]

参考文献： 1) Soria JC, et al. N Engl J Med. 2018; 2: 113-125.
2) Ramalingam SS, et al. N Engl J Med. 2020; 382: 41-50.
3) Mok TS, et al. N Engl J Med. 2017; 7: 629-640.
4) Papadimitrakopoulou VA, et al. Ann Oncol. 2020; 31: 1536-1544.

■ 毒性マネジメント

- 下痢，爪囲炎，皮疹，血小板減少，肝機能障害，食欲減退，薬剤性肺障害（肺臓炎）などに注意．
- 投薬開始時から保湿剤を使用し，皮疹出現時は早めに strongest や very strong のステロイド外用や抗ヒスタミン薬を開始する．

Point

第1，2世代の EGFR-TKI と比較して，より早期に一過性の紅斑が出現することがあり，抗ヒスタミン薬や一時的に経口ステロイド薬を使用することを検討する．

- Osimertinib の薬剤性肺障害（肺臓炎）は第1，2世代の EGFR-TKI と比較して頻度が高く，発症例の約10%が死亡につながるので，早急に投与中止し CT など必要な検査を行いステロイド投与を検討する．

Point

Osimertinib では一過性無症候性肺浸潤影（TAPO）が報告されている．

参考文献: Sato Y, et al. Chest. 2022: 162: 1188-1198.

- 下痢出現時は早期に整腸剤を開始し，改善がなければ止痢薬（ロペラミド）の投与も検討する．これらの対症療法を行っても Grade 2 から改善しない場合は休薬し，Grade 1 に回復後再開する．

■ 治療前の準備

- 既存の間質性肺炎，肝機能障害，心電図で QT 延長がないことを確認する．

分子標的治療薬

非小細胞肺癌

小細胞肺癌

胸腺腫・胸腺癌

悪性胸膜中皮腫

27 Crizotinib

| 非小細胞肺癌 | ALK 陽性 | ROS1 陽性 | 1 次治療 | 2 次治療以降 |

投与スケジュール 1日2回 朝夕食後

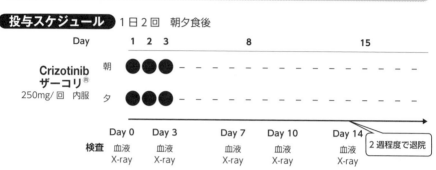

連日内服，2カ月ごとに CT で評価.
PD まで継続.

投与開始基準

項目	基準
白血球数または好中球数	≧3000/mm³ または≧1500/mm³
血小板数	≧10万/mm³
T-bil	<正常上限値1.5倍
AST, ALT	<正常上限値3.0倍
Cre	<正常上限値1.5倍
PS	0-2

減量・中止基準

項目	基準	用量調節
血液毒性または非血液毒性 （肝機能異常を除く）	≧G3	休薬しG1に回復後，1段階減量
薬剤性肺障害（肺臓炎）	≧G1	中止
肝機能異常	AST/ALT上昇≧G3，かつT-bil上昇≦G1	休薬しG1に回復後，1段階減量
	AST/ALT上昇≧G2，かつT-bil上昇≧G2	中止
QTc間隔延長	G3	休薬しG1に回復後，1段階減量
	G4	中止

JCOPY 498-13106

減量・中止する場合の投与量

用量レベル	投与量
通常投与量	1回250mg，1日2回
1段階減量	1回200mg，1日2回
2段階減量	1回250mg，1日1回
中止	1回250mg，1日1回で忍容性が得られない場合は投与を中止.

■ 効果

	奏効率 ORR	無増悪生存期間 mPFS	全生存期間 mOS
ALK陽性[1, 2]	74.0%[1]	10.9カ月[1]	Not reached[2]
ROS1陽性[3]	72.0%	19.3カ月	51.4カ月

参考文献： 1) Solomon BJ, et al. N Engl J Med. 2014; 371: 2167-2177.
2) Solomon BJ, et al. J Clin Oncol. 2018; 36: 2251-2258.
3) Alice TS, et al. Ann Oncol. 2019; 30: 1121-1126.

■ 毒性マネジメント

- 視覚障害，下痢，浮腫，QT 延長，肝機能障害，薬剤性肺障害（肺臓炎）などに注意.

Point

内服初期の悪心嘔吐は軽快することが多いため，適切に制吐剤を併用して対応する.
脳転移再発が多く見られるため，頭部画像検査を定期的に行う.

Point

光視症，霧視，複視などの視覚障害は高頻度にみられるが，日常生活には支障がない
ことが多く，可逆性である.

■ 治療前の準備

- 既存の間質性肺炎，肝機能障害，心電図で QT 延長がないことを確認する.

分子標的治療薬

非小細胞肺癌

小細胞肺癌

胸腺腫・胸腺癌

悪性胸膜中皮腫

28 Alectinib

非小細胞肺癌　ALK 陽性　1 次治療　2 次治療以降

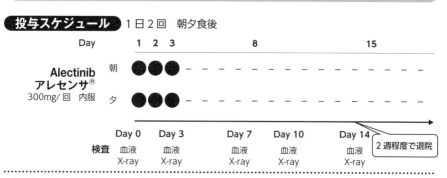

投与スケジュール　1 日 2 回　朝夕食後

| Day | 1　2　3 | 8 | 15 |

Alectinib
アレセンサ®
300mg/ 回　内服

朝　●●●　ー　ー　ー　ー　ー　ー　ー　ー　ー　ー
夕　●●●　ー　ー　ー　ー　ー　ー　ー　ー　ー　ー

| | Day 0 | Day 3 | Day 7 | Day 10 | Day 14 | |
| 検査 | 血液 X-ray | 血液 X-ray | 血液 X-ray | 血液 X-ray | 血液 X-ray | 2 週程度で退院 |

連日内服，2 カ月ごとに CT で評価.
PD まで継続.

投与開始基準

項目	基準
白血球数または好中球数	≧3000/mm^3 または≧1500/mm^3
血小板数	≧10万/mm^3
T-bil	＜正常上限値1.5倍
AST, ALT	＜正常上限値3.0倍
Cre	＜正常上限値1.5倍
PS	0-4

減量・中止基準

項目	用量調節
血液毒性≧G4または非血液毒性≧G3	G2に回復するまで休薬. 回復後は同一用量で再開.
薬剤性肺障害 (肺臓炎)≧G1	中止

JCOPY 498-13106

効果

奏効率 ORR	無増悪生存期間 mPFS	全生存期間 mOS
92.0%[1]	34.1カ月[2]	Not reached[3]

参考文献: 1) Hida T, et al. Lancet. 2017; 390: 29-39.
2) Nakagawa K, et al. Lung Cancer. 2020; 139: 195-199.
3) Hotta K, et al. ESMO open. 2022; 7: 100527.

毒性マネジメント

- 皮疹, 味覚障害, 便秘, QT 延長, 肝機能障害, Cre 上昇, CK 上昇, 薬剤性肺障害（肺臓炎）などに注意.

Point

Cre 上昇と CK 上昇は比較的頻度は高いが, 臨床的に問題になることは少ない. 味覚障害も軽微でヨーグルトのような乳製品など限られた食品のことが多く, 食事量に影響を与えることは少ない.

治療前の準備

- 既存の間質性肺炎, 肝機能障害, 心電図で QT 延長がないことを確認する.

分子標的治療薬

非小細胞肺癌

小細胞肺癌

胸腺腫・胸腺癌

悪性胸膜中皮腫

29 Ceritinib

非小細胞肺癌　　ALK 陽性　　1 次治療　　2 次治療以降

投与スケジュール 【投与時間】1 日 1 回　夕食後

Day	1　2　3	8	15

Ceritinib
ジカディア®　夕　●●●　-　-
450mg/day　内服

	Day 0	Day 3	Day 7	Day 10	Day 14
検査	血液 X-ray	血液 X-ray	血液 X-ray	血液 X-ray	血液 X-ray

2 週程度で退院

連日内服，2 カ月ごとに CT で評価.
PD まで継続.

Point

夕食後に内服することで悪心が軽減する.

投与開始基準

項目	基準		項目	基準
白血球数または好中球数	≧3000/mm³ または≧1500/mm³		AST, ALT	＜正常上限値3.0倍
血小板数	≧10万/mm³		Cre	＜正常上限値1.5倍
T-bil	＜正常上限値1.5倍		PS	0-2

減量・中止基準

項目	基準	用量調節
薬剤性肺障害（肺臓炎）	≧G1	中止
肝機能障害	AST/ALT上昇≦G1，かつT-bil上昇≧G2	≦G1に回復するまで休薬. 投与再開時には，7日間を超えて軽快した場合は1段階減量.
	AST/ALT上昇G2-3　T-bil上昇≦G1	
	AST/ALT上昇≦G1，かつT-bil上昇≧G3	≦G1に回復するまで休薬. 7日間以内に軽快した場合は，1段階減量して投与再開. 7日間以内に軽快しない場合は，投与中止.
	AST/ALT上昇G2　正常上限値1.5倍＜T-bil≦正常上限値2.0倍	
	AST/ALT上昇＜G4，かつT-bil上昇≦G1	≦G1に回復するまで休薬. 投与再開時には1段階減量.
	T-bil上昇≧G4	中止
	AST/ALT上昇≧G2，かつT-bil上昇＞正常上限値2.0倍	
QTc間隔延長	G3	G1以下に回復するまで休薬. 回復後は，1段階減量.
	G4	中止
徐脈	症候性で治療を要する重篤な場合	無症候性または心拍数が60bpm以上に回復するまで休薬. 投与再開時には，1段階減量.
悪心・嘔吐・下痢	≧G3	≦G1に回復するまで休薬. 投与再開時には1段階減量.
リパーゼまたはアミラーゼ増加	≧G3	≦G1に回復するまで休薬. 投与再開時には1段階減量.

減量・中止する場合の投与量

用量レベル	投与量
通常投与量	450mg/day
1段階減量	300mg/day
2段階減量	150mg/day
中止	150mg/dayで忍容性が得られない場合は投与を中止.

分子標的治療薬

■ 効果

	奏効率 ORR	無増悪生存期間 mPFS	全生存期間 mOS
1次治療[1]	72.5%	16.6カ月	Not reached
2次治療以降[2]	39.1%	5.4カ月	

参考文献: 1) Soria JC, et al. Lancet. 2017; 389: 917-929.
2) Shaw AT, et al. Lancet Oncol. 2017; 18: 874-886.

■ 毒性マネジメント

- 胃腸障害, 肝機能障害, 薬剤性肺障害（肺臓炎）, 膵炎, 薬剤性胸膜炎 / 心膜炎, QT延長, 高血糖などに注意.

Point

強い悪心が出ることがあり制吐剤（ドンペリドン, メトクロプラミド, オランザピン, グラニセトロン, ステロイドなど）を積極的に使用する.

- 下痢には整腸剤, 止痢剤（ロペラミドなど）で対応する.
- 肝障害は頻度が高く注意する.
- 薬剤性胸膜炎および心膜炎が出現することもあるため, 胸水および心嚢液貯留時には体腔液の精査を行う. 薬剤性が疑われる場合には休薬の上でステロイド投与を行う.

■ 治療前の準備

- 既存の間質性肺炎, 肝機能障害, 心電図で QT 延長がないことを確認する.

30 Brigatinib

| 非小細胞肺癌 | ALK 陽性 | 1 次治療 | 2 次治療以降 |

投与スケジュール

1日1回　朝食後；Day 1-7：90mg/day，Day 8 以降：180mg/day

| Day | 1　2　3 | 8 | 15 |

Brigatinib
アルンブリグ®

90mg/day 内服　●●●●●●●

180mg/day 内服　●●●　– – – – –

2 週程度で退院

検査	Day 0	Day 3	Day 7	Day 10	Day 14
	血液	血液	血液	血液	血液
	X-ray	X-ray	X-ray	X-ray	X-ray

・連日内服．2 カ月ごとに CT で評価．
・PD になるまで内服継続．

Point

1 日 1 回 90mg で開始し，早期肺関連事象（EOPE）の発現がなければ Day 8 から
1 日 1 回 180mg に増量する．休薬した場合には同様の手順で投与再開する．

投与開始基準

項目	基準
白血球数または好中球数	≧3000/mm³または≧1500/mm³
血小板数	≧10万/mm³
T-bil	<正常上限値1.5倍
AST, ALT	<正常上限値3.0倍
Cre	<正常上限値1.5倍
PS	0-2

減薬・中止する場合の投与量

用量レベル	投与量
通常投与量	180mg/day
1段階減量	120mg/day
2段階減量	90mg/day
3段階減量	60mg/day
中止	60mg/dayで忍容性が得られない場合は投与を中止．

減量・中止基準

項目		基準	用量調節
薬剤性肺障害（肺臓炎）	1回目	G1	休薬しG1未満に回復後，同量で再開.
		G2	休薬しG1未満に回復後，1段階減量.
		≧G3	中止
	2回目	≧G1	中止
高血圧	1回目	≧G3	休薬しG1以下に回復後，1段階減量.
	2回目	≧G3	中止
徐脈		G2-3	休薬しG1以下に回復後，同量もしくは1段階減量.
		G4	休薬しG1以下に回復後，1段階減量. 2回目は中止.
視覚障害		G2-3	休薬しG1以下に回復後，1段階減量.
		G4	中止
CK上昇		筋肉痛または脱力を伴う ≧G2	休薬しG1以下に回復後，同量もしくは1段階減量.
リパーゼ又はアミラーゼ上昇		≧G3	休薬しG1以下に回復後，同量もしくは1段階減量.
それ以外の毒性		G3	休薬しG1未満に回復後，同量もしくは1段階減量.
		G4	休薬しG1未満に回復後，1段階減量. 2回目は中止.

縦書き: 分子標的治療薬

効果

	奏効率 ORR	無増悪生存期間 mPFS	全生存期間 mOS
1次治療[1]	74.0%	24.0カ月	Not reached
2次治療[2]	62.0%	16.7カ月	34.1カ月

参考文献： 1) Camidge DR, et al. J Thorac Oncol. 2021; 16: 2091-2108.
2) Huber RM, et al. J Thorac Oncol. 2020; 15: 404-415.

毒性マネジメント

- 胃腸障害，皮疹，膵炎，肝機能障害，高血糖，徐脈，薬剤性肺障害（肺臓炎）などに注意.
- Day 7 まで（1日1回90mg 投与時）に発現した副作用によって休薬または1日1回 60mg に減量した場合は，それ以上は増量しない.

治療前の準備

- 既存の間質性肺炎，肝機能障害，心電図を確認する.

31 Lorlatinib

非小細胞肺癌　　ALK 陽性　　1 次治療　　2 次治療以降

投与スケジュール　1 日 1 回　朝食後

Day	1　2　3	8	15

Lorlatinib
ローブレナ®
100mg/day　内服
●●● - - - - - - - - →

2 週程度で退院

検査	Day 0	Day 3	Day 7	Day 10	Day 14
	血液 X-ray	血液 X-ray	血液 X-ray	血液 X-ray	血液 X-ray

連日内服．2 カ月ごとに CT で評価．
PD まで継続．

投与開始基準

項目	基準
白血球数または好中球数	$\geq 3000/mm^3$ または$\geq 1500/mm^3$
血小板数	≥ 10万$/mm^3$
T-bil	<正常上限値1.5倍
AST, ALT	<正常上限値3.0倍
Cre	<正常上限値1.5倍
PS	0-2

減量・中止基準

項目	基準	用量調節
脂質異常症（高 TG 血症，コレステロール高値）	$\leq$G2	スタチンなど脂質降下薬の導入．
	$\geq$G3	スタチンなど脂質降下薬の増量または別の薬剤に変更．G2以下に回復するまで休薬し，回復後再開．G4では1段階減量再開．
中枢神経系障害（言語・気分・認知障害など）	G1	投与継続または休薬．回復後再開．
	G2-3	休薬し，回復後1段階減量再開．
	G4	投与中止
薬剤性肺障害（肺臓炎）	$\leq$G2	休薬し，回復後投与再開．G2では1段階減量再開．
	$\geq$G3	投与中止
それ以外の毒性	$\geq$G3	休薬し，G1以下に回復後再開．G4では1段階減量再開．

減量・中止する場合の投与量

用量レベル	投与量
通常投与量	100mg/day
1段階減量	75mg/day
2段階減量	50mg/day
中止	50mg/dayで忍容性が得られない場合は投与を中止.

分子標的治療薬

■ 効果

	奏効率 ORR	無増悪生存期間 mPFS	全生存期間 mOS
1次治療[1]	77%	NR	NR
2次治療以降[2]	47.0%	7.3カ月	

参考文献: 1) Solomon BJ, et al. Lancet Respir Med. 2023; 11: 354-366.
2) Solomon BJ, et al. Lancet Oncol. 2018; 19: 1654-1667.

■ 毒性マネジメント

● 脂質異常症, 中枢神経系障害は特徴的な毒性であり注意.
● その他の有害事象としては浮腫, 末梢性ニューロパチー, 膵炎, QT 延長, 薬剤性肺障害（肺臓炎）などがある.

Point

脂質異常症は 80％の症例に認め, 2 週間程度の早期から出現する. 脂質異常症が出現した際は, CYP450 酵素の影響を受けにくいロスバスタチン（クレストール®）, ピタバスタチン（リバロ®）で対応する.

Point

中枢神経系障害が発症することもあるため, 治療開始前に説明する.

■ 治療前の準備

● 既存の間質性肺炎, 肝機能障害, 心電図で QT 延長がないことを確認する.

32 Dabrafenib＋Trametinib

非小細胞肺癌　　BRAF V600E 陽性　　1 次治療　　2 次治療以降

投与スケジュール　Dabrafenib：1 日 2 回　空腹時，Trametinib：1 日 1 回　空腹時

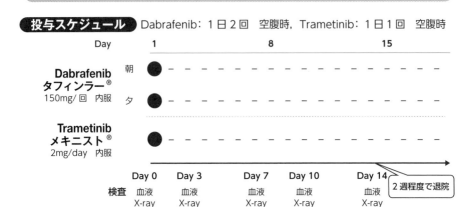

連日内服，2 カ月ごとに CT で評価.
PD まで継続.

治療開始基準

項目	基準
白血球数または好中球数	≧3000/mm³ または ≧1500/mm³
血小板数	≧10万/mm³
T-bil	＜正常上限値1.5倍
AST, ALT	＜正常上限値3.0倍
Cre	＜正常上限値1.5倍
左室駆出率（LVEF）	≧施設基準下限
PS	0-2

減量・中止基準

項目	基準	用量調節
薬剤性肺障害（肺臓炎）	≧G1	中止
その他の有害事象	忍容不能なG2またはG3	両薬ともに休薬→G1以下まで回復後，1段階減量して再開
	G4	中止

減量・中止する場合の投与量

Dabrafenib		Trametinib	
用量レベル	投与量	用量レベル	投与量
通常投与量	1回150mg（1日2回）	通常投与量	2.0mg（1日1回）
1段階減量	1回100mg（1日2回）	1段階減量	1.5mg（1日1回）
2段階減量	1回 75mg（1日2回）	2段階減量	1.0mg（1日1回）
3段階減量	1回 50mg（1日2回）	3段階減量	投与中止
4段階減量	投与中止		

■ 効果

	奏効率 ORR	無増悪生存期間 mPFS	全生存期間 mOS
1次治療[1) 3)]	64.0%	10.9カ月	24.6カ月
2-4次治療[2) 3)]	63.2%	9.7カ月	Not reached

参考文献： 1) Planchard D, et al. Lancet Oncol. 2017; 18: 1307-1316.
2) Planchard D, et al. Lancet Oncol. 2016; 17: 984-993.
3) Planchard D, et al. J Thorac Oncol. 2022; 17: 103-115.

■ 毒性マネジメント

- 発熱，肝機能障害，眼障害（ぶどう膜炎，網膜静脈閉塞など），心障害（心不全，左室機能不全，駆出率減少など），皮膚障害（発疹，紅斑，ざ瘡様皮疹など），薬剤性肺障害（肺臓炎）などに注意.

Point

約半数の症例で開始 1-3 週頃に 38 度以上の発熱を認める．感染を除外し，休薬して解熱剤でコントロールする．再開時には減量や解熱剤の予防投与を検討する．コントロール不良の場合はステロイドの定期内服を考慮する．

- 薬剤性肺障害（肺臓炎）が疑われる場合は早急に投与中止し CT など必要な検査を行いステロイド投与を検討する.
- 2 次発がん（皮膚有棘細胞癌など）が出現することがあるため皮膚の変化に注意する.
- 脳血管障害，深部静脈血栓症・肺塞栓症，横紋筋融解症なども毒性として注意すべきである.

■ 治療前の準備

- スクリーニング検査として心臓超音波検査による心機能評価，眼科受診を施行する．治療開始後も定期的に検査を行う.
- 既存の間質性肺炎，肝機能障害，心電図で QT 延長がないことを確認する.

■ 実施上の注意点

- Trametinib（メキニスト®）は遮光，冷所保存する.

分子標的治療薬

非小細胞肺癌

小細胞肺癌

胸腺腫・胸腺癌

悪性胸膜中皮腫

33 Tepotinib

非小細胞肺癌 | MET Exon14 skipping 陽性 | 1 次治療 | 2 次治療以降

投与スケジュール 1 日 1 回 朝食後

| Day | 1 2 3 | | | | 15 |

Tepotinib
テプミトコ®
500mg/day 内服

●●● – – – – – – – – –

	Day 0	Day 3	Day 7	Day 10	Day 14	2 週程度で退院
検査	血液	血液	血液	血液	血液	
	X-ray	X-ray	X-ray	X-ray	X-ray	

連日内服. 2 カ月ごとに CT で評価.
PD まで継続.

投与開始基準

項目	基準
白血球数または好中球数	≧3000/mm³ または ≧1500/mm³
血小板数	≧10万/mm³
T-bil	<正常上限値1.5倍
AST, ALT	<正常値上限3.0倍
Cre	<正常上限値1.5倍
PS	0-2

減量・中止基準

項目	基準	用量調節
薬剤性肺障害（肺臓炎）	≧G1	中止
その他の有害事象	G3	休薬し，G1に回復後同量か1段階減量
	G4	休薬し，G1に回復後1段階減量

減量・中止する場合の投与量

用量レベル	投与量
通常投与量	500mg/日
1段階減量	250mg/日
中止	250mg/日で忍容性が得られない場合は投与を中止.

JCOPY 498-13106

■ 効果

奏効率 ORR	無増悪生存期間 mPFS	全生存期間 mOS
44.5%	8.5カ月	17.1カ月

参考文献: Paik PK, et al. N Engl J Med. 2020; 383: 931-943.

■ 毒性マネジメント

- 浮腫, 悪心, 下痢, 肝機能障害, アミラーゼ・リパーゼ上昇, Cre 上昇, QT 延長, 薬剤性肺障害（肺臓炎）などに注意.
- 浮腫は高頻度に出現し, Grade 3 以上の症例もみられる.

Point

浮腫には利尿剤, マッサージおよび皮膚ケアを行い, 緩和されなければ休薬・減量を検討する.

■ 治療前の準備

- 既存の間質性肺炎, 肝機能障害, 心電図で QT 延長がないことを確認する.

分子標的治療薬

34 Capmatinib

非小細胞肺癌　　MET Exon14 skipping 陽性　　1 次治療　　2 次治療以降

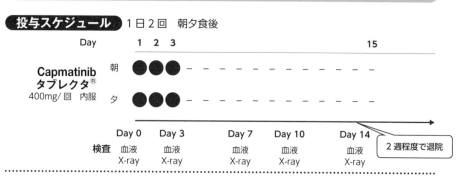

投与スケジュール　1 日 2 回　朝夕食後

連日内服．2 カ月ごとに CT で評価．
PD まで継続．

投与開始基準

項目	基準
白血球数または好中球数	$\geq 3000/mm^3$ または $\geq 1500/mm^3$
血小板数	≥ 10 万$/mm^3$
T-bil	<正常上限値1.5倍
AST, ALT	<正常上限値3.0倍
Cre	<正常上限値1.5倍
PS	0-2

減量・中止基準

項目	基準	用量調節
薬剤性肺障害（肺臓炎）	≧G1	中止
肝機能障害	AST/ALT上昇≦G1，かつT-bil上昇≧G2	≦G1に回復するまで休薬．7日以内に回復しない場合は投与再開時に1段階減量．
	AST/ALT上昇G2-3，かつT-bil上昇≦G1	
	AST/ALT上昇G2-3，かつ正常上限値1.5倍<T-bil≦正常上限値2.0倍	
	AST/ALT上昇≦G1，かつT-bil上昇G3	≦G1に回復するまで休薬．7日以内に回復した場合には1段階減量．7日以内に回復しない場合は投与中止．
	AST/ALT上昇またはT-bil上昇≧G4	中止
	AST/ALT上昇≧G2，かつT-bil＞正常上限値2.0倍	
それ以外の毒性	G2	忍容不能な場合は休薬し，G1以下に回復するまで休薬．投与再開時は1段階減量．
	G3	≦G2に回復するまで休薬．投与再開時は1段階減量．
	G4	中止

減量・中止する場合の投与量

用量レベル	投与量
通常投与量	1回400mg，1日2回
1段階減量	1回300mg，1日2回
2段階減量	1回200mg，1日2回
中止	1回200mg，1日2回で忍容性が得られない場合は投与中止．

効果

	奏効率 ORR	無増悪生存期間 mPFS	全生存期間 mOS
1次治療	67.9%	12.4カ月	
2-3次治療	40.6%	5.4カ月	

参考文献：Wolf J, et al. N Engl J Med. 2020; 383: 944-957.

毒性マネジメント

- 浮腫，悪心，下痢，肝機能障害，アミラーゼ，リパーゼ上昇，Cre上昇，光線過敏症，QT延長，薬剤性肺障害（肺臓炎）などに注意．

Point

浮腫には利尿剤，マッサージおよび皮膚ケアを行い，緩和されなければ休薬・減量を検討する．

治療前の準備

- 既存の間質性肺炎，肝機能障害，心電図でQT延長がないことを確認する．

分子標的治療薬

35 Entrectinib

非小細胞肺癌　ROS1 陽性　NTRK 陽性　1 次治療　2 次治療以降

投与スケジュール　1 日 1 回　朝食後

Day	1　2　3	15

Entrectinib
ロズリートレク®
600mg/day　内服
●●● — — — — — — — —

検査	Day 0	Day 3	Day 7	Day 10	Day 14	2 週程度で退院
	血液	血液	血液	血液	血液	
	X-ray	X-ray	X-ray	X-ray	X-ray	

連日内服. 2 カ月ごとに CT で評価.
PD まで継続.

投与開始基準

項目	基準
白血球数または好中球数	≧3000/mm³ または ≧1500/mm³
血小板数	≧10万/mm³
T-bil	<正常上限値1.5倍
AST, ALT	<正常上限値3.0倍
Cre	<正常上限値1.5倍
PS	0−2

減量・中止基準

項目	基準		用量調節
認知障害, 運動失調	≧G2		休薬し, G1に回復後, 1段階減量
薬剤性肺障害 (肺臓炎)	1回目	≦G2	休薬し, ベースラインに回復後, 1段階減量
		≧G3	中止
	2回目	≧G1	中止
QTc間隔延長	G2		休薬し, G1に回復後, 同量または1段階減量
	G3		休薬し, G1に回復後, 1段階減量
	G4		中止
それ以外の毒性	≧G3		休薬し, G1に回復後, 1段階減量

Point

心臓障害および失神を認めた場合は休薬し, 回復後, 1 段階減量して再開する.

減量・中止する場合の投与量

用量レベル	投与量
通常投与量	600mg/日
1段階減量	400mg/日
2段階減量	200mg/日
中止	200mg/日で忍容性が得られない場合は投与中止.

■ 効果

	奏効率 ORR	無増悪生存期間 mPFS	全生存期間 mOS
ROS1陽性[1]	67.1%	15.7カ月	Not reached
NTRK陽性[2]	63.6%	14.9カ月	Not reached

参考文献: 1) Dziadziuszko R, et al. J Clin Oncol. 2021; 39: 1253-1263.
2) Demetri GD, et al. Clin Cancer Res. 2022; 28: 1302-1312.

■ 毒性マネジメント

- 味覚障害, 便秘, 下痢, 倦怠感, 浮腫, Cre 上昇, 貧血, 心臓障害 (QT 延長など), 薬剤性肺障害 (肺臓炎) などに注意.
- 認知障害および運動失調は 4 週以内に発現することが多く, 疑わしい場合には休薬する.

■ 治療前の準備

- 既存の間質性肺炎, 肝機能障害, 心臓超音波検査, 心電図で QT 延長がないことを確認する.

分子標的治療薬

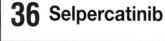

36 Selpercatinib

| 非小細胞肺癌 | RET 陽性 | 1 次治療 | 2 次治療以降 |

投与スケジュール 1日2回　朝夕食後

	Day	1　2　3	15
Selpercatinib レットヴィモ® 160mg/回　内服	朝	●●● － － － － － － －	
	夕	●●● － － － － － － －	

	Day 0	Day 3	Day 7	Day 10	Day 14	
検査	血液 X-ray	血液 X-ray	血液 X-ray	血液 X-ray	血液 X-ray	2週程度で退院

連日内服，2 カ月ごとに CT で評価.
PD まで継続.

投与開始基準

項目	基準
白血球数または好中球数	≧3000/mm³ または ≧1500/mm³
血小板数	≧10万/mm³
T-bil	<正常上限値1.5倍
AST, ALT	<正常上限値3.0倍
Cre	<正常上限値1.5倍
血圧	<150/100mmHg
PS	0-2

減量・中止基準

項目	基準	用量調節
肝障害	≧G3	休薬し，G1以下に回復後，2段階減量再開. 再開後経過良好であれば2週間後から増量も検討する.
血小板減少	≧G3	休薬，G1以下に回復後，1段階減量再開.
薬剤性肺障害（肺臓炎）	≧G1	中止
高血圧	≧150/100mmHg	休薬し，コントロールできれば再開.
それ以外の毒性	≧G3	休薬し，G1以下に回復後再開. G4では1段階減量再開.

JCOPY 498-13106

減量・中止する場合の投与量

用量レベル	投与量
通常投与量	160mg 1日2回
1段階減量	120mg 1日2回
2段階減量	80mg 1日2回
中止	80mg 1日2回で忍容性が得られない場合は投与中止. ※過敏症の場合は40mg 1日2回で再開可能.

効果

	奏効率 ORR	無増悪生存期間 mPFS	全生存期間 mOS
全体		18.4カ月	Not reached
1次治療	85%	Not reached	Not reached
2次治療以降	64%	16.5カ月	Not reached

参考文献: Drilon A. et al. N Engl J Med. 2020; 383: 813-824.

毒性マネジメント

- 下痢, 肝障害, 高血圧, ドライマウスは頻度が高いため注意する.
- その他の有害事象としては薬物過敏症, 血小板減少, 浮腫, Cre 増加, QT 延長などがある.

Point

薬物過敏症が出現した際には中止のうえ PSL 1mg/kg と H_2-blocker を併用する.
PPI により作用が減弱するため併用を避ける.
回復したら PSL を同量で継続しつつ, Selpercatinib 40mg 1 日 2 回に減量し再開.
再開後経過良好であれば増量も検討する.

治療前の準備

- 既存の間質性肺炎, 肝機能障害, 心電図で QT 延長がないことを確認する.

分子標的治療薬

37 Sotorasib

非小細胞肺癌　KRAS G12C 陽性　2 次治療以降

投与スケジュール　1 日 1 回　朝食後

Day	1　2　3	8	15

Sotorasib
ルマケラス®
960mg/day　内服

	Day 0	Day 3	Day 7	Day 10	Day 14
検査	血液 X-ray	血液 X-ray	血液 X-ray	血液 X-ray	血液 X-ray

2 週程度で退院

連日内服，2 カ月ごとに CT で評価.
PD まで継続.

投与開始基準

項目	基準
白血球数または好中球数	≧3000/mm³または≧1500/mm³
血小板数	≧10万/mm³
T-bil	<正常上限値1.5倍
AST, ALT	<正常上限値3.0倍
Cre	<正常上限値1.5倍
PS	0-2

減量・中止基準

項目	基準	用量調節
肝機能障害	AST/ALT上昇≧G3	≦G1に回復するまで休薬. 投与再開時には1段階減量.
	AST/ALT上昇≧G2かつT-bil>正常上限値2.0倍	中止
薬剤性肺障害（肺臓炎）	≧G1	中止
それ以外の毒性	≧G3	≦G1に回復するまで休薬. 投与再開時には1段階減量.

減量・中止する場合の投与量

用量レベル	投与量
通常投与量	960mg/日
1段階減量	480mg/日
2段階減量	240mg/日
中止	240mg/日投与で忍容性が得られない場合は投与中止.

効果

奏効率 ORR	無増悪生存期間 mPFS	全生存期間 mOS
28.1%	5.6カ月	10.6カ月

参考文献: de Langen AJ, et al. Lancet. 2023; 401: 733-746.

毒性マネジメント

- 下痢, 悪心, 肝機能障害, 倦怠感, 薬剤性肺障害（肺臓炎）などに注意する.
- 下痢出現時は早期に整腸剤を開始し, 改善がなければ止痢薬（ロペラミド）の投与も検討する.
- Grade 3 以上の肝機能障害出現時は休薬し, ステロイドの投与も検討する.

治療前の準備

- 既存の間質性肺炎, 肝機能障害がないことを確認する.

分子標的治療薬

38 Trastuzumab Deruxtecan（T-DXd）

非小細胞肺癌　HER2 陽性　2 次治療以降

投与スケジュール　投与時間　1 時間 45 分（2 回目以降は 45 分）

Day	1	8	15	22

T-DXd
エンハーツ®
5.4mg/kg

	Day 0	Day 3	Day 7	Day 10	Day 14	
検査	血液 X-ray	血液	血液 X-ray	血液	血液 X-ray	nadir確認後，退院

3-4 週ごとに投与．PD まで繰り返す．
2 コース終了ごとに CT で評価．

投与例➡ p.146

投与開始基準

項目	基準
白血球数または好中球数	≧3000/mm^3 または≧1500/mm^3
血小板数	≧10万/mm^3
T-bil	<正常上限値1.5倍
AST, ALT	<正常上限値3.0倍

項目	基準
Cre	<正常上限値1.5倍
肺臓炎	<G1
末梢神経障害	≦G2
PS	0-2

減量・中止基準

項目		T-Dxd （mg/kg）
	開始時	5.4
薬剤性肺障害（肺臓炎）	1回目	中止
FN≧G3，好中球減少G4，血小板減少G4	1回目	4.4
	2回目	3.2

項目	基準		用量調整
左室駆出率（LVEF）低下	40%≦ LVEF ≦45%	ベースラインからの絶対値の低下<10%	休薬を考慮する．3週間以内に再測定を行い，LVEFを確認する．
		ベースラインからの絶対値の低下≧10%かつ≦20%	休薬し，3週間以内に再測定を行い，LVEFのベースラインからの絶対値の低下<10%に回復しない場合は，投与を中止する．
	LVEF<40%またはベースラインからの絶対値の低下>20%		休薬し，3週間以内に再測定を行い，再度LVEF<40%またはベースラインからの絶対値の低下>20%が認められた場合は，投与を中止する．
症候性うっ血性心不全			中止

■ 効果

奏効率 ORR	無増悪生存期間 mPFS	全生存期間 mOS
55%	8.2カ月	17.8カ月

参考文献: Li BT, et al. N Engl J Med. 2022; 20: 386: 241-251.

■ 毒性マネジメント

- 悪心，倦怠感，脱毛，嘔吐，好中球減少，貧血，下痢，食欲不振，リンパ球減少，便秘などに注意する．
- Grade 3 以上の事象は好中球減少，貧血，悪心，倦怠感などであった．
- 薬剤性肺障害（肺臓炎）が疑われる場合は早急に投与中止し CT など必要な検査を行いステロイド投与を検討する．

■ 治療前の準備

- スクリーニング検査として心臓超音波検査による心機能評価を行う．
- 既存の間質性肺炎がないことを胸部 CT で確認する．

■ 2 コース目以降の注意点

- 2 コース目以降は外来で施行する．

39 Weekly Carboplatin（CBDCA）＋Paclitaxel（PTX）＋胸部放射線療法（TRT）

非小細胞肺癌　　1次治療

投与スケジュール 【投与時間】2時間

Day	1	8	15	22	29	36	43

CBDCA
カルボプラチン
AUC 2

PTX
パクリタキセル
40mg/m²

放射線治療
60Gy/30fr

検査	Day 0	Day 3	Day 7	Day 10	Day 14	Day 21	Day 28	Day 35
	血液	血液	血液	血液	血液	血液	血液	血液
	X-ray		X-ray		X-ray	X-ray	X-ray	X-ray

放射線治療が終了したら退院

1週ごとに投与，6回まで投与.
照射終了後に CT で評価.

投与例➡ p.147

投与開始基準

項目	基準
白血球数または好中球数	≧3000/mm³ または≧1500/mm³
血小板数	≧10万/mm³
T-bil	<正常上限値1.5倍
AST, ALT	<正常上限値3.0倍
Cre	<正常上限値1.5倍
その他の非血液毒性	<G2
PS	0-2

各コース減量・中止基準

項目	CBDCA (AUC)	PTX (mg/m²)
2000/mm³≦白血球数<3000/mm³	2	30
2000/mm³≦白血球数<3000/mm³ かつ5万/mm³≦血小板数<7.5万/mm³	1.5	30
5万/mm³≦血小板数<7.5万/mm³	1.5	40
白血球数<2000/mm³または血小板数<5万/mm³	休薬	休薬
その他の非血液毒性≧G3	休薬	休薬
放射線治療が中断されている場合	休薬	休薬

放射線治療休止・再開基準

	休止基準	再開基準
白血球数または好中球数	<1000/mm^{3}または<500/mm^3	≧2000/mm^{3}または≧1000/mm^3
血小板減少	<2.5万/mm^3	≧5万/mm^3
発熱	≧38度	<38度（または原因がコントロール可能な場合）
食道炎・皮膚炎	≧G3	≦G2でコントロール可能
肺臓炎	≧G1で治療中止	再開なし

■ 効果

奏効率 ORR	無増悪生存期間 mPFS	全生存期間 mOS
63.3%	9.5カ月	22.0カ月

参考文献: Yamamoto N, et al. J Clin Oncol. 2010; 28: 3739-3745.

■ 毒性マネジメント

- 白血球・好中球減少，血小板減少，貧血などの骨髄抑制は化学療法単独で行った場合よりも強く，遷延しやすい.

Point

G-CSF 投与から 24 時間は放射線治療を行わない.

- CBDCA：悪心，食欲不振.
- PTX：関節痛・筋肉痛（3-7 日目），末梢神経障害（7 日目以降に出現し蓄積性があり，残存する可能性があるため注意する），脱毛（2 週間以降），過敏反応.
- 放射線治療：食道炎，皮膚炎，肺臓炎.

Point

放射線食道炎のマネジメントは放射線治療継続に必須であり，アルギン酸ナトリウム（アルロイド G$^®$），PPI などを早めに開始する．疼痛が強い場合にはアセトアミノフェン，NSAIDs，オプソなどを併用する．また，口腔内診察を行い，白苔がある場合には抗真菌薬内服などを検討する.

■ 治療前の準備

- PTX の溶剤にアルコールが含まれており，アルコール不耐について聴取する.

■ 2 コース目以降の注意点

- 6 回目の投与までは入院で行う.
- 放射線終了後 6 週以内を目途に Durvalumab による地固め療法に移行する.
- CBDCA レジメンは，Cre の変動がみられた場合には，各コースで CBDCA の投与量を再計算する.

化学放射線療法

40 Cisplatin（CDDP）＋ Vinorelbine（VNR）＋胸部放射線療法（TRT）

| 非小細胞肺癌 | 1 次治療 |

投与スケジュール 【投与時間】Day 1： 5 時間 30 分，Day 8： 15 分

Day	1	8	15	22	29	36
CDDP シスプラチン 80mg/m²	●				●	
VNR ナベルビン® 20mg/m²	●	●			●	●
放射線治療 60Gy/30fr	↓↓↓↓↓	↓↓↓↓↓	↓↓↓↓↓	↓↓↓↓↓	↓↓↓↓↓	↓↓↓↓↓

| 検査 | Day 0 血液 X-ray | Day 3 血液 | Day 7 血液 X-ray | Day 10 血液 | Day 14 血液 X-ray | Day 21 血液 X-ray | Day 28 血液 X-ray |

CDDP は 4 週ごとに投与．VNR は各コース Day 1，8 に投与．
照射終了後に CT で評価． 投与例➡ p.147

各コース投与開始基準

● Day 1 投与基準

項目	基準
白血球数または好中球数	≧3000/mm³ または ≧1500/mm³
血小板数	≧10万/mm³
T-bil	＜正常上限値1.5倍
AST, ALT	＜正常上限値3.0倍
CCr	≧60mL/min
その他の非血液毒性	＜G2
PS	0–1

● Day 8 投与基準

項目	基準
白血球数または好中球数	≧2000/mm³ または ≧1000/mm³
血小板数	≧7.5万/mm³
T-bil	＜正常上限値1.5倍
AST, ALT	＜正常上限値3.0倍
その他の非血液毒性	＜G2
PS	0–1

各コース減量・中止基準

項目		CDDP (mg/m²)	VNR (mg/m²)
	開始時	80	20
血液毒性≧G4 or≧G3で輸血をした場合	1回目	80	15
	2回目	中止	
Cre上昇	1回目	G1: 60 G2: 休止 ≧G3: 中止	G1: 20 G2: 15 ≧G3: 中止
	2回目	≦G1: 再開 ≧G2: 中止	≦G2: 15 ≧G3: 中止
薬剤性肺障害（肺臓炎）≧G1	1回目	中止	
その他の非血液毒性≧G3	1回目	60	15
	2回目	中止	

放射線治療休止・再開基準

	休止基準	再開基準
白血球減少	<1000/mm³	≧2000/mm³
好中球減少	<500/mm³	≧1000/mm³
血小板減少	<2.5万/mm³	≧5万/mm³
発熱	≧38度	<38度（または原因がコントロール可能な場合）
感染・FN	≧G3	<G3でコントロール可能
食道炎・皮膚炎	≧G3	≦G2でコントロール可能
肺臓炎	≧G1で治療中止	再開なし

（右端縦書き）化学放射線療法

効果

奏効率 ORR	無増悪生存期間 mPFS	全生存期間 mOS
93.0%	12.0カ月	21カ月

参考文献：Naito Y, et al. J Thorac Oncol. 2008; 3: 617-22.

毒性マネジメント

- 白血球・好中球減少，血小板減少，貧血などの骨髄抑制は化学療法単独で行った場合よりも強く，遷延しやすい.

Point

G-SCF 投与から 24 時間は放射線治療を行わない.

- CDDP：悪心，食欲不振，腎障害.
- VNR：血管炎.
- 放射線治療：食道炎，皮膚炎，肺臓炎.

Point

放射線食道炎のマネジメントは放射線治療継続に必須であり，アルギン酸ナトリウム（アルロイド G®），PPI などを早めに開始する. 疼痛が強い場合にはアセトアミノフェン，NSAIDs，オプソなどを併用する. また，口腔内診察を行い，白苔がある場合には抗真菌薬内服などを検討する.

- VNR は起壊死性抗がん剤であり，少量の漏出でも紅斑，腫脹，皮膚壊死や潰瘍を起こしうる. 対応として Strongest のステロイド軟膏を使用する. 冷却は毒性を高めるため禁忌であり局所を温めて対応する.

治療前の準備

- CDDP レジメンの場合は補液量が多いため，1 コース目開始前に心臓超音波検査で心機能を確認する.

2 コース目以降の注意点

- 2 コース目も引き続き入院のまま行う.
- 放射線終了後 6 週以内を目途に Durvalumab による地固め療法に移行する.

41 Cisplatin（CDDP）＋S-1 ＋胸部放射線療法（TRT）

| 非小細胞肺癌 | 1次治療 |

投与スケジュール 【投与時間】5時間15分，S-1：1日2回　朝夕食後

Day	1	8	15	22	29
CDDP シスプラチン 60mg/m²	●				●
S-1 ティーエスワン® 40mg/m²/回　内服　朝	●●– – – – –		–●–		●– – – –
夕	●●– – – – –		–●–		●– – – –
放射線治療 60Gy/30fr	↓↓↓↓↓	↓↓↓↓↓	↓↓↓↓↓	↓↓↓↓↓	↓↓↓↓↓

| 検査 | Day 0 血液 X-ray | Day 3 血液 | Day 7 血液 X-ray | Day 10 血液 | Day 14 血液 X-ray | Day 21 血液 X-ray | Day 28 血液 X-ray | 放射線治療が終了したら退院 |

CDDPは4週ごとに投与．S-1は各コース2週内服，2週休薬．
照射終了後にCTで評価．

投与例➡ p.148

各コース投与開始基準

項目	基準
白血球数または好中球数	≧3000/mm³ または ≧1500/mm³
血小板数	≧10万/mm³
T-bil	＜正常上限値1.5倍
AST, ALT	＜正常上限値3.0倍
CCr	≧60mL/min
その他の非血液毒性	＜G2
PS	0-2

S-1投与量

体表面積	CCr（mL/min）		
	≧60	40-60	30-40
1.5m² 以上	120mg/day	100mg/day	80mg/day
1.25m² 以上～1.5m² 未満	100mg/day	80mg/day	50mg/day
1.25m² 未満	80mg/day	50mg/day	40mg/day

S-1休薬・再開基準

項目	休薬基準	再開基準
白血球数または好中球数	＜2000/mm³または ＜1000/mm³	≧3000/mm³または ≧1500/mm³
血小板数	＜7.5万/mm³	≧10万/mm³
発熱	≧38度	＜38度
T-bil	≧2.0mg/dL	＜2.0mg/dL
AST, ALT	≧G3	＜G1
CCr	＜30mL/min	≧30mL/min
下痢・口内炎	≧G2（コントロール困難な場合）	≦G1かコントロール可能
薬剤性肺障害（肺臓炎）	≧G1で治療中止	再開なし
その他の非血液毒性	≧G3（電解質異常は除く）	≦G2（電解質異常は除く）

各コース減量・中止基準

項目		CDDP (mg/m²)	S-1 (mg/m²)
	開始時	60	前記参照
FN≧G3，白血球減少G4，好中球減少G4が1週間以上，血小板減少G4もしくはG3で輸血施行，感染≧G3	1回目	60	1段階減量
	2回目	中止	
Cre上昇	1回目	G1：50 G2：CBDCAに変更 ≧G3：中止	≦G2：1段階減量 ≧G3：中止
	2回目	≦G2：CBDCAに変更 ≧G3：中止	≦G2：1段階減量 ≧G3：中止
薬剤性肺障害（肺臓炎）≧G1	1回目	中止	
その他の非血液毒性≧G3	1回目	50	1段階減量
	2回目	中止	

放射線治療休止・再開基準

項目	休止基準	再開基準
白血球減少	<1000/mm³	≧2000/mm³
好中球減少	<500/mm³	≧1000/mm³
血小板減少	<2.5万/mm³	≧5万/mm³
発熱	≧38度	<38度
食道炎・皮膚炎	≧G3	≦G2でコントロール可能
肺臓炎	≧G1で治療中止	再開なし

化学放射線療法

■ 効果

奏効率 ORR	無増悪生存期間 mPFS	全生存期間 mOS
87.5%	12.0カ月	33.1カ月

参考文献：Ohyanagi F, et al. Br J Cancer. 2009; 101: 225-231.

■ 毒性マネジメント

● 白血球・好中球減少，血小板減少，貧血などの骨髄抑制は化学療法単独で行った場合よりも強く，遷延しやすい.

Point

G-CSF 投与から 24 時間は放射線治療を行わない.

● CDDP：悪心，食欲不振，腎障害.
● S-1：消化器症状（悪心，下痢），粘膜障害（口腔粘膜炎，味覚障害），流涙（涙道狭窄・閉塞），皮膚障害（皮疹，色素沈着），骨髄抑制.
● 放射線治療：食道炎，皮膚炎，肺臓炎.

Point

放射線食道炎のマネジメントは放射線治療継続に必須であり，アルギン酸ナトリウム（アルロイド G®），PPI などを早めに開始する. 疼痛が強い場合にはアセトアミノフェン，NSAIDs，オプソなどを併用する. また，口腔内診察を行い，白苔がある場合には抗真菌薬内服などを検討する.

■ 治療前の準備

● CDDP レジメンは補液量が多いため，1 コース目開始前に心臓超音波検査を検討する.

■ 2 コース目以降の注意点

● 2 コース目も引き続き入院のまま行う.
● 放射線終了後 6 週以内を目途に Durvalumab による地固め療法に移行する.

42 Cisplatin（CDDP）＋ Pemetrexed（PEM）＋ Nivolumab（NIVO）

非小細胞肺癌（非扁平上皮癌）　　**術前補助化学療法**

投与スケジュール　【投与時間】6 時間 5 分

Day	1	8	15	22
CDDP シスプラチン 75mg/m²	●			
PEM アリムタ® 500mg/m²	●			
NIVO オプジーボ® 360mg/body	●			

検査	Day 0 血液 X-ray	Day 3 血液	Day 7 血液 X-ray	Day 10 血液	Day 14 血液 X-ray	nadir確認後，退院

3 週ごとに投与，3 コースまで繰り返す.
3 コース終了後，6 週以内に手術を行う.

投与例 ➡ p.148

Point

CDDP に不耐の場合は，CBDCA に変更する.

投与開始基準

項目	基準
白血球数または好中球数	≧3000/mm³ または ≧1500/mm³
血小板数	≧10万/mm³
T-bil	<正常上限値1.5倍
AST, ALT	<正常上限値3.0倍

項目	基準	
Cre	CDDP：	≧60mL/min
	PEM：	≧45mL/min
肺臓炎	<G2	
その他の免疫関連毒性	<G2	
その他の非血液毒性	<G2	
PS	0-1	

各コース減量・中止基準

項目		CDDP（mg/m^2）	PEM（mg/m^2）
	開始時	75	500
FN≧G3，白血球減少G4，好中球減少G4が1週間以上，血小板減少G4もしくはG3で輸血施行，感染≧G3	1回目	75	400
	2回目	60	300
Cre上昇	1回目	G1：60 G2：CBDCAに変更 ≧G3：中止	G1：500 G2：400 ≧G3：中止
	2回目	≦G2：CBDCAに変更 ≧G3：中止	≦G2：400 ≧G3：中止
薬剤性肺障害（肺臓炎）≧G1	1回目	中止	
その他の非血液毒性≧G3	1回目	75	400
	2回目	中止	

効果

	無イベント生存期間 mEFS	病理学的完全奏効割合 pCR
全体	31.6カ月	24.0%

参考文献：Patrick M, et al. N Engl J Med. 2022; 386: 1973-1985.

毒性マネジメント

- 白血球・好中球減少，血小板減少の nadir は Day 12-14 頃．
- CDDP：悪心，食欲不振，腎障害．
- PEM：皮疹（Day 7 頃〜），肝障害，薬剤性肺障害（肺臓炎），浮腫，Cre 上昇など．
- 皮疹予防のため Day 2-3 にデキサメタゾン 2mg/day の内服を処方する．
- NIVO：薬剤性肺障害（肺臓炎），皮膚障害，腸炎，甲状腺機能異常，肝機能障害，副腎不全，1 型糖尿病，脳炎，重症筋無力症など．
- 各事象のマネジメントに関しては，がん免疫療法ガイドラインの各アルゴリズムに準拠して対応．

治療前の準備

- PEM 投与 1 週間以上前に，Vit.B12（メチコバール®）1000μg 筋注，葉酸（パンビタン®）1g/day の内服開始．
- PEM は腎機能障害（CCr＜45mL/min）では投与を推奨しない．
- CDDP を選択する場合は補液量が多いため，1 コース目開始前に心臓超音波検査で心機能を確認する．
- 合併症に自己免疫疾患，間質性肺炎がある場合は適格を十分に検討し，注意して経過観察する
- 投与前にスクリーニング検査（血清 TSH，F-T3，F-T4，HbA1c，KL-6，抗核抗体，尿定性，胸部 X-ray，心電図）を実施する．

2 コース目以降の注意点

- 2 コース目以降は Day 0-4 の 5 日間入院で行う（Day 0 に採血，胸部 X-ray，Day 3 に採血）．

術前補助化学療法

43 Carboplatin(CBDCA)＋Paclitaxel(PTX)＋Nivolumab(NIVO)

非小細胞肺癌　術前補助化学療法

投与スケジュール 【投与時間】4 時間 50 分

Day	1	8	15	22
CBDCA カルボプラチン AUC 6	●			
PTX パクリタキセル 200mg/m²	●			
NIVO オプジーボ® 360mg/body	●			

検査	Day 0 血液 X-ray	Day 3 血液	Day 7 血液 X-ray	Day 10 血液	Day 14 血液 X-ray	nadir 確認後，退院

3 週ごとに投与，3 コースまで繰り返す．
3 コース終了後，6 週以内に手術を行う．

投与例➡ p.149

投与開始基準

項目	基準
白血球数または好中球数	≧3000/mm³または≧1500/mm³
血小板数	≧10万/mm³
T-bil	＜正常上限値1.5倍
AST, ALT	＜正常上限値3.0倍
Cre	＜正常上限値1.5倍

項目	基準
肺臓炎	＜G2
末梢神経障害	≦G2
その他の免疫関連毒性	＜G2
PS	0-1

各コース減量・中止基準

項目		CBDCA（AUC）	PTX（mg/m²）
FN≧G3，白血球減少G4，好中球減少G4が1週間以上，血小板減少G4もしくはG3で輸血施行，感染≧G3	開始時	6	200
	1回目	5	150
	2回目	5	150
薬剤性肺障害（肺臓炎）≧G1	1回目	中止	
その他の非血液毒性≧G3	1回目	5	150
	2回目	中止	

術前補助化学療法

■ 治療成績

無イベント生存期間 mEFS	病理学的完全奏効割合 pCR
31.6カ月	24.0%

参考文献：Patrick M, et al. N Engl J Med. 2022; 386: 1973-1985.

■ 毒性マネジメント

- 白血球・好中球減少，血小板減少の nadir は Day 12-14 頃.
- CBDCA：悪心，食欲不振.
- PTX：関節痛・筋肉痛（3-7 日目），末梢神経障害（7 日目以降に出現し，蓄積性があり，残存する可能性があるため注意する），脱毛（2 週間以降），過敏反応.
- NIVO：薬剤性肺障害（肺臓炎），皮膚障害，腸炎，甲状腺機能異常，肝機能障害，副腎不全，1 型糖尿病，脳炎，重症筋無力症など.
- 各事象のマネジメントに関しては，がん免疫療法ガイドラインの各アルゴリズムに準拠して対応.

■ 治療前の準備

- PTX の溶剤にアルコールが含まれており，アルコール不耐について聴取する.
- 合併症に自己免疫疾患，間質性肺炎がある場合は適格を十分に検討し，注意して経過観察する.
- 投与前にスクリーニング検査（血清 TSH，F-T3，F-T4，HbA1c，KL-6，抗核抗体，尿定性，胸部 X-ray，心電図）を実施する.

■ 2 コース目以降の注意点

- CBDCA レジメンは，Cre の変動がみられた場合には，各コースで CBDCA の投与量を再計算する.
- 2 コース目以降は Day 0-4 の 5 日間入院で行う（Day 0 に採血，胸部 X-ray，Day 3 に採血）．経過順調であれば入院期間はさらに短くてもよい.

44 Cisplatin(CDDP)＋Vinorelbine(VNR)

非小細胞肺癌　術後補助化学療法

投与スケジュール 【投与時間】Day 1: 5 時間 30 分，Day 8: 15 分

Day	1	8	15	22
CDDP シスプラチン 80mg/m²	●			
VNR ナベルビン® 25mg/m²	●	●		

検査	Day 0 血液 X-ray	Day 3 血液	Day 7 血液 X-ray	Day 10 血液	Day 14 血液 X-ray	nadir確認後，退院

Day 8 の投与開始基準を満たさない場合はスキップ.
3-4 週ごとに投与，4 コースまで繰り返す.
4 コース終了後に CT で評価.

投与例➡ p.149

各コース投与開始基準

項目	基準
白血球数または好中球数	≧3000/mm³ または ≧1500/mm³
血小板数	≧10万/mm³
T-bil	＜正常上限値1.5倍
AST, ALT	＜正常上限値3.0倍
CCr	≧60mL/min
その他の非血液毒性	＜G2
PS	0-1

Day 8 投与基準

項目	基準
白血球数または好中球数	≧2000/mm³ または ≧1000/mm³
血小板数	≧7.5万/mm³
T-bil	＜正常上限値1.5倍
AST, ALT	＜正常上限値3.0倍
その他の非血液毒性	＜G2
PS	0-1

各コース減量・中止基準

項目		CDDP（mg/m²）	VNR（mg/m²）
	開始時	80	25
FN≧G3，白血球減少G4，好中球減少G4が1週間以上，血小板減少G4もしくはG3で輸血施行，感染≧G3	1回目	80	20
	2回目	中止	
Cre上昇	1回目	G1: 60 G2: CBDCAに変更 ≧G3: 中止	G1: 25 G2: 20 ≧G3: 中止
	2回目	≦G2: CBDCAに変更 ≧G3: 中止	≦G2: 20 ≧G3: 中止
薬剤性肺障害（肺臓炎）≧G1	1回目	中止	
その他の非血液毒性≧G3	1回目	60	20
	2回目	中止	

右側余白（縦書き）: 術後補助化学療法

■ 効果 ■

ハザード比 HR	5年生存割合での改善
0.80	8.9%

参考文献: Douillard JY, et al. J Thorac Oncol. 2010; 5: 220-228.

■ 毒性マネジメント ■

- 白血球・好中球減少，血小板減少の nadir は Day 12–16 頃.
- CDDP: 悪心，食欲不振，腎障害.
- VNR: 血管炎.

Point

VNR は起壊死性抗がん剤であり，少量の漏出でも紅斑，腫脹，皮膚壊死や潰瘍を起こしうる．対応として Strongest のステロイド軟膏を使用する．冷却は毒性を高めるため禁忌であり局所を温めて対応する.

■ 治療前の準備 ■

Point

術後病理病期Ⅱ～ⅢA，完全切除例が対象となる.

- CDDP レジメンは補液量が多いため，1コース目開始前に心臓超音波検査を検討する.

■ 2コース目以降の注意点 ■

- 2コース目以降は Day 0-4 の5日間入院で行う（Day 0 に採血，胸部 X-ray，Day 3 に採血），または Day 8 投与後退院.
- 術後補助化学療法であり，比較的毒性が強い場合には，中止も考慮される.

非小細胞肺癌

小細胞肺癌

胸腺腫・胸腺癌

悪性胸膜中皮腫

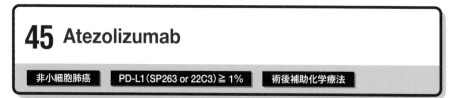

45 Atezolizumab

| 非小細胞肺癌 | PD-L1（SP263 or 22C3）≧ 1% | 術後補助化学療法 |

投与スケジュール 【投与時間】40 分（初回のみ 1 時間 10 分）

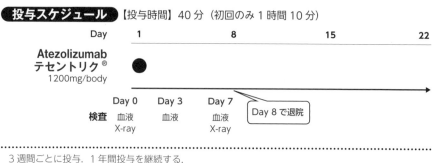

3 週間ごとに投与．1 年間投与を継続する．
3-6 コース終了ごとに CT で評価.

投与例 ➡ p.150

各コース投与開始基準

項目	基準
T-bil	＜正常上限値1.5倍
AST, ALT	＜正常上限値3.0倍
Cre	＜正常上限値1.5倍
肺臓炎	＜G2
その他の免疫関連毒性	＜G2
PS	0-2

各コース中止基準

がん免疫療法ガイドラインの各アルゴリズムに準ずる．

JCOPY 498-13106

■ 効果

無病生存期間 DFS

Not Reached（HR 0.66）

参考文献: E Fellip, et al. Lancet 2021; 398: 1344-1357.

■ 毒性マネジメント

- 薬剤性肺障害（肺臓炎），皮膚障害，腸炎，甲状腺機能異常，肝機能障害，副腎不全，1 型糖尿病，脳炎，重症筋無力症など．
- Grade 3 以上の事象は，肝機能障害，発熱であった．
- 各事象のマネジメントに関してはがん免疫療法ガイドラインの各アルゴリズムに準拠して対応する．

■ 治療前の準備

Point

術後病理病期Ⅱ〜ⅢA PD-L1 陽性，完全切除例が対象となる．

- 合併症に自己免疫疾患，間質性肺炎がある場合は適格を十分に検討し，注意して経過観察する．
- 投与前にスクリーニング検査（血清 TSH，F-T3，F-T4，HbA1c，CK-MB，Trop I，BNP，KL-6，抗核抗体，尿定性，胸部 X-ray，心電図，心臓超音波検査）を実施する．
- PD-L1 の発現を SP263 または 22C3 で評価し，1%以上あることを確認する．

■ 2 コース目以降の注意点

- 2 コース目以降は外来で施行する．
- 治療期間は初回投与開始から 12 カ月間までとする．

術後補助化学療法

46 Osimertinib

| 非小細胞肺癌 | EGFR 陽性 | 術後補助化学療法 |

投与スケジュール 【投与時間】1 日 1 回　朝食後

| Day | 1　2　3 | 8 | 15 |

Osimertinib
タグリッソ®
80mg/day　内服
● ● ● – – – – – – – – – – – – →

| | Day 0 | Day 3 | Day 7 | Day 10 | Day 14 |
| 検査 | 血液 X-ray | 血液 X-ray | 血液 X-ray | 血液 X-ray | 血液 X-ray |

2 週程度で退院

連日内服，3 カ月，6 カ月，以降は 6 カ月ごとに CT で評価．開始後 3 年まで継続．

投与開始基準

項目	基準
白血球数または好中球数	≧3000/mm³ または ≧1500/mm³
血小板数	≧10万/mm³
T-bil	<正常上限値1.5倍
AST, ALT	<正常上限値3.0倍
Cre	<正常上限値1.5倍
PS	0-1

減量・中止基準

項目	基準	用量調節
皮膚障害，下痢	≧G3	休薬しG1に回復後，1段階減量
薬剤性肺障害（肺臓炎）	≧G1	中止
それ以外の毒性	≧G3	休薬しG1に回復後，1段階減量

減量・中止する場合の投与量

用量レベル	投与量
通常投与量	80mg/日
1段階減量	40mg/日
中止	40mg/日投与で忍容性が得られない場合は投与を中止

■ 効果

ハザード比 HR	無病生存期間 mDFS	5 年生存率での改善
0.17	Not Reached	10%

参考文献: 1) Wu YL, et al. N Engl J Med. 2020; 383: 1171-23.
　　　　　2) Tsuboi M, et al. N Engl J Med. 2023; 389: 137-147.

Point

Osimertinib 投与群では無病生存期間だけでなく，全生存期間の延長も認めた．

■ 毒性マネジメント

- 下痢，爪囲炎，皮疹，血小板減少，肝機能障害，食欲減退，薬剤性肺障害（肺臓炎）などに注意．
- 投与開始時から保湿剤を使用し，皮疹出現時は早めに strongest か very strong のステロイド外用や抗ヒスタミン薬を開始する．

Point

第 1, 2 世代の EGFR-TKI と比較して，より早期に一過性の紅斑は出現することがあり，抗ヒスタミン薬や一時的に経口ステロイド薬を使用することを検討する

- Osimertinib の薬剤性肺障害（肺臓炎）は第 1, 2 世代の EGFR-TKI と比較して頻度が高く，発症例の約 10% が死亡につながるので，早急に投与中止し CT など必要な検査を行いステロイド投与を検討する．

Point

Osimertinib では一過性無症候性肺陰影（TAPO）が報告されている．

参考文献: Sato Y, et al. Chest. 2022; 162: 1188-1198.

- 下痢出現時は早期に整腸剤を開始し，改善がなければ止痢薬（ロペラミド）の投与も検討する．これらの対処療法を行っても，Grade 2 から改善しない場合は休薬し，Grade 1 に回復後再開する．

■ 治療前の準備

Point

術後病理病期 II 〜 IIIA EGFR 陽性，完全切除例が対象となる．

- プラチナ製剤化学療法施行例は術後 26 週以内，不施行例は術後 10 週以内に投与を開始することが望ましい．
- 既存の間質性肺炎，肝機能障害，心電図で QT 延長がないことを確認する．

術後補助化学療法

47 Carboplatin（CBDCA）＋Etoposide（VP-16）＋Atezolizumab

小細胞肺癌　　1 次治療

非小細胞肺癌

小細胞肺癌

胸腺腫・胸腺癌

悪性胸膜中皮腫

投与スケジュール 【投与時間】Day 1：3 時間 50 分，Day 2-3：2 時間 10 分

Day	1 2 3	8	15	22
CBDCA カルボプラチン AUC 5	●			
VP-16 エトポシド 100mg/m²	●●●			
Atezolizumab テセントリク® 1200mg/body	●			

検査	Day 0 血液 X-ray	Day 3 血液	Day 7 血液 X-ray	Day 10 血液	Day 14 血液 X-ray	nadir確認後，退院

3-4 週ごとに投与，4 コースまで繰り返す.
2 コース終了ごとに CT で評価. 4 コース終了後の CT 評価で SD 以上であれば Atezolizumab 単剤のみによる維持療法を 3 週ごとに行う. PD まで繰り返す. 　投与例➡ p.150

各コース投与開始基準

項目	基準
白血球数または好中球数	≧3000/mm³ または≧1500/mm³
血小板数	≧10万/mm³
T-bil	＜正常上限値1.5倍
AST, ALT	＜正常上限値3.0倍
Cre	＜正常上限値1.5倍
肺臓炎	＜G2※
その他の免疫関連毒性	＜G2
PS	0-1

※ 肺臓炎 Grade 1 では細胞障害性抗がん剤は中止し，免疫チェックポイント阻害薬のみ継続を検討する.

各コース減量・中止基準

項目		CBDCA （AUC）	VP-16 （mg/m²）
	開始時	5	100
FN≧G3，白血球減少G4，好中球減少G4が1週間以上， 血小板減少G4もしくはG3で輸血施行，感染≧G3	1回目	5	80
	2回目	4	80
	3回目	中止	
薬剤性肺障害（肺臓炎）≧G1	1回目	中止	
その他の非血液毒性≧G3	1回目	4	80
	2回目	中止	

■ 効果

奏効率 ORR	無増悪生存期間 mPFS	全生存期間 mOS
60.2%	5.2カ月	12.3カ月

参考文献: Liu SV, et al. J Clin Oncol. 2021; 39: 619-630.

■ 毒性マネジメント

- 白血球・好中球減少, 血小板減少の nadir は Day 12-16 頃.
- CBDCA: 悪心, 食欲不振.
- VP-16: 血管炎, 脱毛.
- Atezolizumab: 薬剤性肺障害 (肺臓炎), 皮膚障害, 腸炎, 甲状腺機能異常, 肝機能障害, 副腎不全, 1 型糖尿病, 脳炎, 重症筋無力症など.
- 各事象のマネジメントに関しては, がん免疫療法ガイドラインの各アルゴリズムに準拠して対応する.

■ 治療前の準備

- 合併症に自己免疫疾患, 間質性肺炎がある場合は適格を十分に検討し, 注意して経過観察する.
- 投与前にスクリーニング検査 (血清 TSH, F-T3, F-T4, HbA1c, CK-MB, Trop I, BNP, KL-6, 抗核抗体, 尿定性, 胸部 X-ray, 心電図, 心臓超音波検査) を実施する.
- 高齢者では VP-16 を初回から 80mg/m^2 に減量して行うことも考慮する.

■ 2 コース目以降の注意点

- 2 コース目以降は Day 0-4 の 5 日間入院で行う (Day 0 に採血, 胸部 X-ray, Day 3 に採血).
- CBDCA レジメンは, Cre の変動がみられた場合には, 各コースで CBDCA の投与量を再計算する.
- Atezolizumab 維持療法は外来で施行する.

細胞障害性抗がん剤＋免疫チェックポイント阻害薬

48 Cisplatin（CDDP）/Carboplatin（CBDCA）＋Etoposide（VP-16）＋Durvalumab

小細胞肺癌　　1次治療

投与スケジュール 【投与時間】CDDP　Day 1: 8 時間 21 分, Day 2-3: 6 時間 5 分
CBDCA Day 1: 3 時間 50 分, Day 2-3: 2 時間 10 分

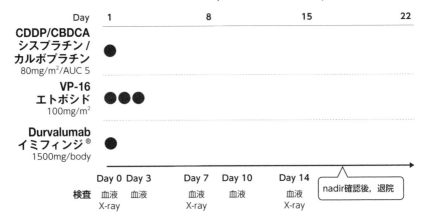

Day	1	8	15	22
CDDP/CBDCA シスプラチン / カルボプラチン 80mg/m² /AUC 5	●			
VP-16 エトポシド 100mg/m²	●●●			
Durvalumab イミフィンジ® 1500mg/body	●			

| 検査 | Day 0 血液 X-ray | Day 3 血液 | Day 7 血液 X-ray | Day 10 血液 | Day 14 血液 X-ray | nadir確認後, 退院 |

3-4 週ごとに投与, 4 コースまで繰り返す.
CBDCA は AUC 6 も承認されている.
2 コース終了ごとに CT で評価. 4 コース終了後の CT 評価で SD 以上であれば Durvalumab 単剤のみによる維持療法を 4 週ごとに行う. PD まで繰り返す.　　投与例➡ p.151

Point

CBDCA+VP-16+Atezolizumab の維持療法は 3 週ごと, 本レジメンの維持療法は 4 週ごとに投与する.

各コース投与開始基準

項目	基準
白血球数または好中球数	≧3000/mm³ または ≧1500/mm³
血小板数	≧10万/mm³
T-bil	＜正常上限値1.5倍
AST, ALT	＜正常上限値3.0倍
CCr	CDDP: 60mL/min
肺臓炎	＜G2*
その他免疫関連毒性	＜G2
PS	0-1

※ 肺臓炎 Grade 1 では細胞障害性抗がん剤は中止し, 免疫チェックポイント阻害薬のみ継続を検討する.

各コース減量・中止基準

項目		CDDP (mg/㎡)	CBDCA (AUC)	VP-16 (mg/m²)
	開始時	80	5	100
FN≧G3, 白血球減少G4, 好中球減少G4が1週間以上, 血小板減少G4もしくはG3で輸血施行, 感染≧G3	1回目	80	5	80
	2回目	60	4	80
	3回目	中止		
Cre上昇	1回目	G1: 60 G2: CBDCAに変更 ≧G3: 中止	G1: 5 G2: 4 ≧G3: 中止	G1: 100 G2: 80 ≧G3: 中止
	2回目	≦G2: CBDCAに変更 ≧G3: 中止	≦G2: 4 ≧G3: 中止	≦G2: 80 ≧G3: 中止
薬剤性肺障害 (肺臓炎) ≧G1	1回目	中止		
その他の非血液毒性≧G3	1回目	60	4	80
	2回目	中止		

効果

	奏効率 ORR	無増悪生存期間 mPFS	全生存期間 mOS
全体	68％[1]	5.1カ月[1]	12.9カ月[2]

参考文献: 1) Paz-Ares L, et al. Lancet. 2019; 394: 1929-1939.
2) Paz-Ares L, et al. ESMO open. 2022; 7: 100408.

毒性マネジメント

- 白血球・好中球減少, 血小板減少の nadir は Day 12-16 頃.
- CDDP: 悪心, 食欲不振, 腎障害.
- CBDCA: 悪心, 食欲不振.
- VP-16: 血管炎, 脱毛.
- Durvalumab: 薬剤性肺障害 (肺臓炎), 皮膚障害, 腸炎, 甲状腺機能異常, 肝機能障害, 副腎不全, 1型糖尿病, 脳炎, 重症筋無力症など.
- 各事象のマネジメントに関しては, がん免疫療法ガイドラインの各アルゴリズムに準拠して対応する.

治療前の準備

- 合併症に自己免疫疾患, 間質性肺炎がある場合は適格を十分に検討し, 注意して経過観察する.
- 投与前にスクリーニング検査 (血清 TSH, F-T3, F-T4, HbA1c, CK-MB, Trop I, BNP, KL-6, 抗核抗体, 尿定性, 胸部 X-ray, 胸部 CT, 心電図, 心臓超音波検査) を実施する.
- CDDP レジメンを選択する場合は補液量が多いため, 1 コース目開始前に心臓超音波検査を検討する.
- 高齢者では VP-16 を初回から 80mg/m² に減量して行うことも考慮する.
- Durvalumab の投与量は体重が 30kg 以下の場合は, 20mg/kg で計算する.

2 コース目以降の注意点

- 2 コース目以降は Day 0-4 の 5 日間入院で行う (Day 0 に採血, X-ray, Day 3 に採血).
- CBDCA レジメンは, Cre の変動がみられた場合には, 各コースで CBDCA の投与量を再計算する.
- Durvalumab 維持療法は外来で施行する.

細胞障害性抗がん剤＋免疫チェックポイント阻害薬

49 Cisplatin（CDDP）＋Irinotecan（CPT-11）

小細胞肺癌　　1 次治療

投与スケジュール　【投与時間】Day 1：6 時間 45 分，Day 8，15：1 時間 40 分

Day	1	8	15	22	29
CDDP シスプラチン 60mg/m^2	●				
CPT-11 カンプト® 60mg/m^2	●	●	●		

検査	Day 0 血液 X-ray	Day 3 血液	Day 7 血液 X-ray	Day 10 血液	Day 14 血液 X-ray	Day 16 退院

Day 8，15 の投与開始基準を満たさない場合はスキップ.
4 週ごとに投与，4 コースまで繰り返す.
2 コース終了ごとに CT で評価.

投与例➡ p.152

各コース投与開始基準

項目	基準
白血球数または好中球数	≧3000/mm^3 または ≧1500/mm^3
血小板数	≧10万/mm^3
T-bil	＜正常上限値1.5倍
AST, ALT	＜正常上限値3.0倍
CCr	≧60mL/min
肺臓炎	＜G1
下痢	＜G1
その他の非血液毒性	＜G2
PS	0-2

Day 8, 15 投与基準

項目	基準
白血球数または好中球数	≧2000/mm^3 または ≧1000/mm^3
血小板数	≧7.5万/mm^3
T-bil	＜正常上限値1.5倍
AST, ALT	＜正常上限値3.0倍
薬剤性肺障害（肺臓炎）	＜G1
下痢	＜G1
PS	0-2

各コース減量・中止基準

項目		CDDP（mg/m^2）	CPT-11（mg/m^2）
	開始時	60	60
FN≧G3，白血球減少G4，好中球減少G4が1週間以上，血小板減少G4もしくはG3で輸血施行，感染≧G3	1回目	60	50
	2回目	中止	
Cre上昇	1回目	G1：50 G2：CBDCAに変更 ≧G3：中止	G1：60 G2：50 ≧G3：中止
	2回目	≦G2：CBDCAに変更 ≧G3：中止	≦G2：50 ≧G3：中止
薬剤性肺障害（肺臓炎）≧G1	1回目	中止	
その他の非血液毒性≧G3	1回目	50	50
	2回目	中止	

■ 効果

奏効率 ORR	無増悪生存期間 mPFS	全生存期間 mOS
71.8%	5.6カ月	17.7カ月

参考文献: Satouchi M, et al. J Clin Oncol. 2014; 32: 1262-1268.

■ 毒性マネジメント

- 白血球・好中球減少，血小板減少の nadir は Day 12-16 頃.
- CDDP：悪心，食欲不振，腎障害.
- CPT-11：下痢，肝障害，薬剤性肺障害（肺臓炎）.
- 投与前 24 時間以内に下痢 G1 以上が出現した場合，CPT-11 は投与しない.
- 間質性肺炎合併症例では CPT-11 投与は禁忌. CPT-11 の薬剤性肺障害（肺臓炎）に注意.

Point

UGT1A1 の遺伝子多型は，*6，*28 のどちらかがホモまたは両者ともヘテロの場合には骨髄抑制や下痢が強まる可能性がある.

Point

CPT-11 の毒性として，コリン作動性により副交感神経が優位になり，早発性下痢・発汗・くしゃみ・鼻汁が出現することがある. 次の投与時に抗コリン薬（アトロピン®）の投与を検討する.

■ 治療前の準備

- 間質性肺炎がないことを確認する.
- 末梢血で UGT1A1 遺伝子多型の測定は可能である.
- CDDP レジメンは補液量が多いため，1 コース目開始前に心臓超音波検査を検討する.

Point

肺野にかかる緩和照射を行う可能性がある場合（SVC 症候群, 気道閉塞, 骨転移など）には，CPT-11 の投与は避ける.

■ 2 コース目以降の注意点

- 2 コース目以降は Day 0-4 の 5 日間入院で行う（Day 0 に採血，胸部 X-ray，Day 3 に採血）または Day 8 投与後退院.

50 Cisplatin(CDDP)/Carboplatin(CBDCA) ＋Etoposide(VP-16)

小細胞肺癌　　**1次治療**　　**術後補助化学療法**

投与スケジュール

【投与時間】
CDDP　Day 1：7 時間 15 分，Day 2-3：6 時間 5 分
CBDCA Day 1：2 時間 40 分，Day 2-3：2 時間 10 分

Day	1 2 3	8	15	22
CDDP/CBDCA シスプラチン / カルボプラチン 80mg/m²/ AUC 5	●			
VP-16 エトポシド 100mg/m²	●●●			

検査	Day 0 血液 X-ray	Day 3 血液	Day 7 血液 X-ray	Day 10 血液	Day 14 血液 X-ray	nadir確認後，退院

3-4 週ごとに投与，4 コースまで繰り返す.
2 コース終了ごとに CT で評価.

投与例➡ p.153

各コース投与開始基準

項目	基準
白血球数または好中球数	≧3000/mm³ または≧1500/mm³
血小板数	≧10万/mm³
T-bil	＜正常上限値1.5倍
AST, ALT	＜正常上限値3.0倍
CCr	CDDP≧60mL/min
その他の非血液毒性	＜G2
PS	CDDP 0-2，CBDCA 0-3

各コース減量・中止基準

項目		CDDP (mg/m²)	CBDCA (AUC)	VP-16 (mg/m²)
	開始時	80	5	100
FN≧G3, 白血球減少G4, 好中球減少G4が1週間以上, 血小板減少G4もしくは G3で輸血施行, 感染≧G3	1回目	80	5	80
	2回目	60	4	80
	3回目	中止		
Cre上昇	1回目	G1: 60 G2: CBDCAに変更 ≧G3: 中止	G1: 5 G2: 4 ≧G3: 中止	G1: 100 G2: 80 ≧G3: 中止
	2回目	≦G2: CBDCAに変更 ≧G3: 中止	≦G2: 4 ≧G3: 中止	≦G2: 80 ≧G3: 中止
薬剤性肺障害 (肺臓炎) ≧G1	1回目	中止		
その他の非血液毒性≧G3	1回目	60	4	80
	2回目	中止		

細胞障害性抗がん剤

効果

	奏効率 ORR	無増悪生存期間 mPFS	全生存期間 mOS
CDDP+VP-16[1]	57.0%	5.2カ月	9.1カ月
CBDCA+VP-16[2]	52.0%	5.4カ月	10.6カ月

参考文献: 1) Lara PN, et al. J Clin Oncol. 2009; 27: 2530-2535.
2) Socinski MA, et al. J Clin Oncol. 2009; 27: 4787-4792.

毒性マネジメント

- 白血球・好中球減少, 血小板減少の nadir は Day 12–16 頃.
- CDDP: 悪心, 食欲不振, 腎障害.
- VP-16: 血管炎, 脱毛.
- 高齢者やPS不良例ではVP-16を初回から80mg/m²に減量して行うことも考慮する.

治療前の準備

- CDDP レジメンを選択する場合は補液量が多いため, 1コース目開始前に心臓超音波検査を検討する.

2コース目以降の注意点

- 2コース目以降は Day 0-4 の5日間入院で行う (Day 0 に採血, 胸部 X-ray, Day 3 に採血).
- CBDCA レジメンは, Cre の変動がみられた場合には, 各コースで CBDCA の投与量を再計算する.

51 Amrubicin（AMR）

小細胞肺癌　　2次治療以降

投与スケジュール　【投与時間】15分

Day	1 2 3	8	15	22
AMR カルセド® 40mg/m²	●●●			

検査	Day 0 血液 X-ray	Day 3 血液	Day 7 血液 X-ray	Day 10 血液	nadir確認後，退院

3-4週ごとに投与，PDまで繰り返す.
2コース終了ごとにCTで評価.

投与例➡ p.154

各コース投与開始基準

項目	基準
白血球数または好中球数	≧3000/mm³ または≧1500/mm³
血小板数	≧10万/mm³
T-bil	＜正常上限値1.5倍
AST, ALT	＜正常上限値3.0倍
Cre	＜正常上限値1.5倍
その他の非血液毒性	＜G2
PS	0-2

各コース減量・中止基準

項目		AMR（mg/m²）
	開始時	40
FN≧G3，白血球減少G4，好中球減少G4が1週間以上，血小板減少G4もしくはG3で輸血施行，感染≧G3	1回目	35
	2回目	30
	3回目	中止
薬剤性肺障害（肺臓炎）≧G1	1回目	中止
その他の非血液毒性≧G3	1回目	35
	2回目	30
	3回目	中止

非小細胞肺癌

小細胞肺癌

胸腺腫・胸腺癌

悪性胸膜中皮腫

■ 効果

	奏効率 ORR	無増悪生存期間 mPFS	全生存期間 mOS
Sensitive relapse	40.9%	5.5カ月	9.2カ月
Refractory relapse	20.1%	2.8カ月	6.2カ月

参考文献: Von Pawel J, et al. J Clin Oncol. 2014; 32: 4012-4019.

Point

一次治療が奏効し，かつ 1 次治療終了後から再発までの期間が 60〜90 日以内を，"refractory relapse" それ以外を "sensitive relapse" と定義されることが多く，sensitive relapse の方が 2 次治療の効果が高い.

■ 毒性マネジメント

- 白血球減少，好中球減少，血小板減少の nadir は Day 10-12 頃.
- 悪心，食欲不振，血管炎，薬剤性肺障害（肺臓炎）.
- 血管外漏出を認めた場合には，6 時間以内にデクスラゾキサン（サビーン®）の投与を検討する．ただし AMR の効果が減弱する可能性がある.

■ 治療前の準備

- 間質性肺炎がないことを確認する.

■ 2 コース目以降の注意点

- 2 コース目以降は Day 0-4 の 5 日間入院で行う（Day 0 に採血と胸部 X-ray，Day 3 に採血）．経過順調であれば，外来で施行することも可能である.

細胞障害性抗がん剤

52 Irinotecan（CPT-11）

小細胞肺癌　　2 次治療以降

投与スケジュール 【投与時間】1 時間 40 分

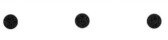

Day	1	8	15	22	29

CPT-11
カンプト ®
100mg/m²

検査	Day 0	Day 3	Day 7	Day 10	Day 14	Day 16 退院
	血液	血液	血液	血液	血液	
	X-ray		X-ray		X-ray	

4 週ごとに投与，PD まで繰り返す．
2 コース終了ごとに CT で評価する．

投与例➡ p.154

各コース投与開始基準

項目	基準
白血球数または 好中球数	≧3000/mm³ または ≧1500/mm³
血小板数	≧10万/mm³
T-bil	＜正常上限値1.5倍
AST, ALT	＜正常上限値3.0倍
Cre	＜正常上限値1.5倍
下痢	＜G1
その他の非血液毒性	＜G2
PS	0-2

Day 8, 15 投与基準

項目	基準
白血球数または 好中球数	≧2000/mm³ または ≧1000/mm³
血小板数	≧7.5万/mm³
T-bil	＜正常上限値1.5倍
AST, ALT	＜正常上限値3.0倍
Cre	＜正常上限値1.5倍
薬剤性肺障害（肺臓炎）	＜G1
下痢	＜G1
PS	0-2

各コース減量・中止基準

項目		CPT-11 （mg/m²）
	開始時	100
FN≧G3，白血球減少G4，好中球減少G4が1週間以上， 血小板減少G4もしくはG3で輸血施行，感染≧G3	1回目	80
	2回目	中止
薬剤性肺障害（肺臓炎）≧G1	1回目	中止
その他の非血液毒性≧G3	1回目	80
	2回目	中止

非小細胞肺癌

小細胞肺癌

胸腺腫・胸腺癌

悪性胸膜中皮腫

効果

奏効率 ORR	無増悪生存期間 mPFS	全生存期間 mOS
47.0%	1.9カ月	6.2カ月

参考文献: Masuda N, et al. J Clin Oncol. 1992; 10: 1225-1229.

毒性マネジメント

- 白血球・好中球減少, 血小板減少の nadir は Day 12–21 頃.
- 下痢, 肝障害, 薬剤性肺障害（肺臓炎）.
- 投与前 24 時間以内に下痢 G1 以上が出現した場合, CPT–11 は投与しない.
- 間質性肺炎合併症例では CPT–11 投与は禁忌. CPT–11 の薬剤性肺障害（肺臓炎）に注意.

Point

UGT1A1 の遺伝子多型は, *6, *28 のどちらかがホモまたは両者ともヘテロの場合には骨髄抑制や下痢が強まる可能性がある.

Point

CPT–11 の毒性として, コリン作動性により副交感神経が優位になり, 早発性下痢・発汗・くしゃみ・鼻汁が出現することがある. 次の投与時に抗コリン薬（アトロピン®）の投与を検討する.

治療前の準備

- 間質性肺炎がないことを確認する.
- 末梢血で UGT1A1 遺伝子多型の測定は可能である.

2 コース目以降の注意点

- 2 コース目以降は外来で施行する.

細胞障害性抗がん剤

非小細胞肺癌

小細胞肺癌

胸腺腫・胸腺癌

悪性胸膜中皮腫

53 Nogitecan（NGT）

小細胞肺癌　　**2次治療以降**

投与スケジュール　【投与時間】40 分

Day	1 2 3 4 5	8		15	22

NGT
ハイカムチン®
1.0mg/m²　●●●●●

	Day 0	Day 5	Day 7	Day 10	Day 14	nadir確認後，退院
検査	血液 X-ray	血液	血液 X-ray	血液	血液 X-ray	

3-4 週ごとに投与，PD まで繰り返す.
2 コース終了ごとに CT で評価.

投与例➡ p.154

各コース投与開始基準

項目	基準
白血球数または好中球数	≧3000/mm³ または≧1500/mm³
血小板数	≧10万/mm³
T-bil	＜正常上限値1.5倍
AST, ALT	＜正常上限値3.0倍
Cre	＜正常上限値1.5倍
その他の非血液毒性	＜G2
PS	0-2

各コース減量・中止基準

項目		NGT （mg/m²）
	開始時	1.0
FN≧G3，白血球減少G4，好中球減少G4が1週間以上， 血小板減少G4もしくはG3で輸血施行，感染≧G3	1回目	0.8
	2回目	中止
薬剤性肺障害（肺臓炎）≧G1	1回目	中止
その他の非血液毒性≧G3	1回目	0.8
	2回目	中止

■ 効果

奏効率 ORR	無増悪生存期間 mPFS	全生存期間 mOS
27.0%	3.6カ月	12.5カ月

参考文献: Goto K, et al. J Lancet Oncol. 2016; 17: 1147-1157.

■ 毒性マネジメント

- 白血球・好中球減少, 血小板減少の nadir は Day 12-16 頃.

Point

血液毒性は強く, また遷延することもあるため注意する.

■ 2コース目以降の注意点

- 5日連続投与のため入院で行う.

細胞障害性抗がん剤

54 Cisplatin（CDDP）＋Etoposide（VP-16）＋胸部放射線療法（TRT）

小細胞肺癌　　**1次治療**

投与スケジュール

【投与時間】Day 1：7時間15分，Day 2-3：6時間5分

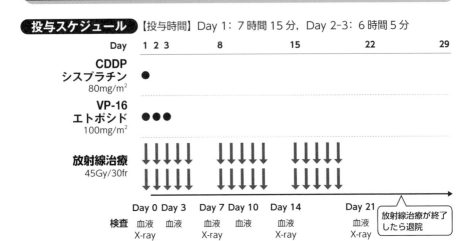

| Day | 1 2 3 | 8 | 15 | 22 | 29 |

CDDP
シスプラチン
80mg/m²

VP-16
エトポシド
100mg/m²

放射線治療
45Gy/30fr

Day 0　Day 3　Day 7　Day 10　Day 14　Day 21

検査　血液　血液　　血液　　血液　　血液　　　血液
　　　X-ray　X-ray　X-ray　X-ray　X-ray　　X-ray

放射線治療が終了したら退院

放射線併用期間は4週で投与，その後は3-4週ごとに投与，4コースまで繰り返す．
2コース終了ごとにCTで評価．

投与例➡ p.154

各コース投与開始基準

項目	基準
白血球数または好中球数	≧3000/mm³ または ≧1500/mm³
血小板数	≧10万/mm³
T-bil	<正常上限値1.5倍

項目	基準
AST, ALT	<正常上限値3.0倍
CCr	≧60mL/min
その他の非血液毒性	<G2
PS	0-2

各コース減量・中止基準

項目		CDDP（mg/m²）	VP-16（mg/m²）
	開始時	80	100
FN≧G3，白血球減少G4，好中球減少G4が1週間以上，血小板減少G4もしくはG3で輸血施行，感染≧G3	1回目	80	80
	2回目	60	80
	3回目	中止	
Cre上昇	1回目	G1：60 G2：CBDCAに変更 ≧G3：中止	G1：100 G2：80 ≧G3：中止
	2回目	≦G2：CBDCAに変更 ≧G3：中止	≦G2：80 ≧G3：中止
薬剤性肺障害（肺臓炎）≧G1	1回目	中止	
その他の非血液毒性≧G3	1回目	60	80
	2回目	中止	

放射線治療休止・再開基準

項目	休止基準	再開基準
発熱	≧38度	＜38度
感染・FN	≧G3	≦G3でコントロール可能
食道炎・皮膚炎	≧G3	≦G2でコントロール可能
肺臓炎	≧G1で治療中止	再開なし

Point

根治を目指す治療であり，放射線治療は中止基準に抵触しない限り中断せず継続する．

■ 効果

奏効率 ORR	無増悪生存期間 mPFS	全生存期間 mOS
95.0%	1.1年	3.2年

参考文献: Kubota K, et al. Lancet Oncol. 2014; 15: 106-113.

■ 毒性マネジメント

- 白血球・好中球減少，血小板減少，貧血などの骨髄抑制は化学療法単独で行った場合よりも強く，遷延しやすい．

Point

G-CSF 投与から 24 時間は放射線治療を行わない．

- CDDP: 悪心，食欲不振，腎障害．
- VP-16: 血管炎，脱毛．
- 放射線治療: 食道炎，皮膚炎，肺臓炎．

Point

放射線食道炎のマネジメントは放射線治療継続に必須であり，アルギン酸ナトリウム（アルロイド G®），PPI などを早めに開始する．疼痛が強い場合にはアセトアミノフェン，NSAIDs，オプソなどを併用する．また，口腔内診察を行い，白苔がある場合には抗真菌薬内服などを検討する．

■ 治療前の準備

- CDDP レジメンは補液量が多いため，1 コース目開始前に心臓超音波検査を検討する．

■ 2 コース目以降の注意点

- 2 コース目以降は Day 0-4 の 5 日間入院で行う（Day 0 に採血，胸部 X-ray，Day 3 に採血）．

化学放射線療法

55 ADOC 療法

胸腺腫 　1 次治療

投与スケジュール

【投与時間】
Day 1: 5 時間 30 分，Day 2: 4 時間 5 分，Day 3: 4 時間 20 分，
Day 4: 5 時間 35 分

Day	1 2 3 4	8	15	22
CDDP シスプラチン 50mg/m²	●			
DXR アドリアシン® 40mg/m²	●			
VCR オンコビン® 0.6mg/m²	●			
CPA エンドキサン® 700mg/m²	●			

検査	Day 0 血液 X-ray	Day 4 血液	Day 7 血液 X-ray	Day 10 血液	Day 14 血液 X-ray	nadir確認後，退院

3-4 週ごとに投与，4-6 コースまで繰り返す.
2 コース終了ごとに CT で評価.

投与例 ➡ p.155

各コース投与開始基準

項目	基準
白血球数または好中球数	≧3000/mm³ または≧1500/mm³
血小板数	≧10万 /mm³
T-bil	<正常上限値1.5倍
AST, ALT	<正常上限値3.0倍
Cre	<正常上限値1.5倍
その他の非血液毒性	<G2
PS	0-2

各コース減量・中止基準

定まったものはない.

■ 効果

奏効率 ORR	無増悪生存期間 mPFS	全生存期間 mOS
91.8%	12.0カ月	15.0 カ月

参考文献: Fornasiero A, et al. Cancer. 1991; 68: 30-33.

■ 毒性マネジメント

- 白血球減少, 好中球減少は多いが, 貧血や血小板減少は少ない.
- CDDP: 悪心, 食欲不振, 腎障害.
- DXR: 心毒性 (心電図異常, 頻脈など).
- VCR: 末梢神経障害, 脱毛. 血管外漏出に注意.
- CPA: 脱毛, 出血性膀胱炎.

Point

DXR の総投与量が $500mg/m^2$ を超えると重篤な心筋障害のリスクが上がるので定期的に各種検査を行う.

■ 治療前の準備

- DXR の心毒性に注意する必要があり, 投与前に心電図・心臓超音波検査で心機能を評価しておく.

■ 2 コース目以降の注意点

- 2 コース目以降は Day 0-5 の 6 日間入院で行う (Day 0 に採血と胸部 X-ray, Day 4 に採血).

56 Carboplatin（CBDCA）＋Paclitaxel（PTX）

胸腺癌 | **1次治療**

投与スケジュール 【投与時間】4時間10分

Day	0 1	8	15

CBDCA
カルボプラチン
AUC 6
●

PTX
パクリタキセル
200mg/m²
●

検査 | Day 0 | Day 3 | Day 7 | Day 10 | Day 14 |
|---|---|---|---|---|
| 血液 | 血液 | 血液 | 血液 | 血液 |
| X-ray | | X-ray | | X-ray |

nadir確認後，退院

3-4週ごとに投与，4コースまで繰り返す.
2コース終了ごとにCTで評価.

投与例➡ p.155

各コース投与開始基準

項目	基準
白血球数または好中球数	≧3000/mm³または≧1500/mm³
血小板数	≧10万/mm³
T-bil	＜正常上限値1.5倍
AST，ALT	＜正常上限値3.0倍
Cre	＜正常上限値1.5倍

項目	基準
末梢神経障害	≦G2
その他の非血液毒性	＜G2
PS	0-2

各コース減量・中止基準

項目		CBDCA (AUC)	PTX (mg/m²)
	開始時	6	200
FN≧G3白血球減少G4，好中球減少G4が1週間以上，血小板減少G4もしくはG3で輸血施行，感染≧G3，末梢神経障害≧G3	1回目	6	150
	2回目	5	150
	3回目	中止	
薬剤性肺障害（肺臓炎）≧G1	1回目	中止	
その他の非血液毒性≧G3	1回目	5	150
	2回目	中止	

非小細胞肺癌　**小細胞肺癌**　**胸腺腫・胸腺癌**　**悪性胸膜中皮腫**

■ 効果

奏効率 ORR	無増悪生存期間 mPFS	全生存期間 mOS
36%	7.5カ月	Not reached

参考文献: Hirai F, et al. Ann Oncol. 2015; 26: 363-368.

Point

強いエビデンスはなく，本レジメンは 1 次治療の選択肢の一つである．

■ 毒性マネジメント

- 白血球・好中球減少，血小板減少の nadir は Day 12-14 頃．
- CBDCA: 悪心，食欲不振．
- PTX: 関節痛・筋肉痛（3-7 日目），末梢神経障害（7 日目以降に出現し蓄積性があり，残存する可能性があるため注意する），脱毛（2 週間以降），過敏反応．

■ 治療前の準備

- PTX の溶媒にアルコールが含まれており，アルコール不耐について聴取する．

■ 2 コース目以降の注意点

- 2 コース目以降は Day 0-4 の 5 日間入院で行う（Day 0 に採血，X-ray，Day 3 に採血）．経過が順調であれば入院期間の短縮や外来での施行も検討する．
- CBDCA レジメンは，Cre の変動がみられた場合には，各コースで CBDCA の投与量を再計算する．

細胞障害性抗がん剤

57 Lenvatinib

胸腺癌

投与スケジュール　1日1回　朝食後

| Day | 1　2　3 | | | | 15 |

Lenvatinib
レンビマ®
24mg/day　内服
● ● ● - - - - - - - - - - -

検査	Day 0	Day 3	Day 7	Day 10	Day 14	2 週程度で退院
	血液 X-ray	血液 X-ray	血液 X-ray	血液 X-ray	血液 X-ray	

連日内服，2 カ月ごとに CT で評価.
PD まで継続.

投与開始基準

項目	基準
白血球数または好中球数	≧3000/mm³または≧1500/mm³
血小板数	≧10万/mm³
T-bil	＜正常上限値1.5倍
AST，ALT	＜正常上限値3.0倍
Cre	＜正常上限値1.5倍
蛋白尿	≦1+
血圧	＜150/100mmHg
PS	0-2

減量・中止基準

項目	基準	用量調節
好中球減少	＜500/mm³	休薬し，≦G1になれば1段階減量
血小板減少	＜5万/mm³	休薬し，≦G1になれば1段階減量
蛋白尿	≧2+	休薬し，≦1+になれば1段階減量
高血圧	≧150/100mmHg	休薬し，＜150/100mmHgで1段階減量
気管支肺胞出血	≧G1	休薬し，G0になれば1段階減量
血栓/その他の出血	≧G2	休薬し，≦G1になれば1段階減量
そのほか非血液毒性	≧G3	休薬し，≦G1になれば1段階減量

減量・中止する場合の投与量

用量レベル	投与量
通常投与量	24mg
1段階減量	20mg
2段階減量	14mg
3段階減量	10mg
4段階減量	8mg
5段階減量	4mg
中止	4mgで認容性が得られない場合，投与を中止

■ 効果

奏効率 ORR	無増悪生存期間 mPFS	全生存期間 mOS
38.0%	9.3カ月	Not reached

参考文献: Sato J, et al. Lancet Oncol. 2020; 21: 843-850.

■ 毒性マネジメント

- 高血圧，蛋白尿，手足症候群，血小板減少，甲状腺機能低下症，下痢，倦怠感，食欲不振などに注意が必要.

Point

上記の臨床試験では，薬剤投与中止に至った有害事象が9.5%，減量に至った有害事象が100%に認められている.

甲状腺癌の臨床試験では投与初期（8週以内）の20-24mg服用中に腫瘍縮小が認められているため減量の判断は慎重に行う.

参考文献: Fukuda N, et al. Endocr J. 2021; 10.1507/endocrj. EJ20-0754.

■ 治療前の準備

- 完治していない創傷や，活動性の消化管潰瘍，コントロール不良の血痰の既往，血管への腫瘍浸潤の病変を有する症例は除外する.
- 高血圧，蛋白尿，甲状腺機能異常，肝機能障害がないことを確認する.

分子標的治療薬

58 Nivolumab（NIVO）＋Ipilimumab（IPI）

悪性胸膜中皮腫　　1 次治療

投与スケジュール 【投与時間】2 時間 35 分

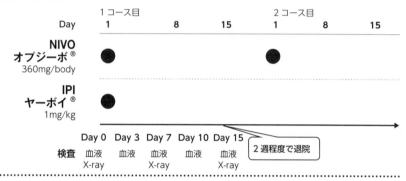

Nivolumab は 3 週間ごとに投与．Ipilimumab は 6 週間ごとに投与．2 年間投与を継続する．
12 週ごとに CT で評価．

x

投与例➡ p.156

Point

Nivolumab は 240mg/body　2 週間ごとに投与することも可能．

各コース投与開始基準

項目	基準
T-bil	≦正常上限値1.5倍
AST，ALT	≦正常上限値3.0倍
Cre	≦正常上限値1.5倍
肺臓炎	<G2
その他免疫関連毒性	<G2
PS	0-2

各コース投与開始基準

がん免疫療法ガイドラインの各アルゴリズムに準ずる．

JCOPY 498-13106

■ 効果

奏効率 ORR	無増悪生存期間 mPFS	全生存期間 mOS
40%	6.8カ月	18.1カ月

参考文献： Peters S. Ann Oncol. 2022; 33: 488-499.

■ 毒性マネジメント

- 薬剤性肺障害，皮膚障害，腸炎，甲状腺機能異常，肝機能障害，副腎不全，1型糖尿病，脳炎，重症筋無力症など.
- Grade 3 以上の事象は肝機能障害，下痢，大腸炎，皮膚障害，薬剤性肺障害であった.
- 各事象のマネジメントに関しては，がん免疫療法ガイドラインの各アルゴリズムに準拠して対応する.

Point

IPI 併用時には免疫関連有害事象の中でも皮疹，内分泌障害，下痢および肝障害の出現頻度が増え，Grade 3 以上の irAE も増加する. 免疫チェックポイント阻害薬単剤より irAE の発症時期が早くなることが報告されており注意を要する.

■ 治療前の準備

- 合併症に自己免疫疾患，間質性肺炎がある場合は適格を十分に検討し，注意して経過観察する.
- 投与前にスクリーニング検査（血清 TSH，F-T3，F-T4，HbA1c，CK-MB，Trop I，BNP，KL-6，抗核抗体，尿定性，胸部 X-ray，心電図，心臓超音波検査）を実施する.

■ 2 コース目以降の注意点

- 2 コース目以降は外来で施行する.
- Nivolumab： 投薬量によって投薬間隔が変わるので注意する.

免疫チェックポイント阻害薬

非小細胞肺癌

小細胞肺癌

胸腺腫・胸腺癌

悪性胸膜中皮腫

59 Nivolumab（NIVO）

悪性胸膜中皮腫 　 2次治療以降

投与スケジュール 【投与時間】40分

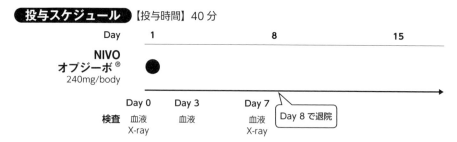

2週間ごとに投与，PDまで繰り返す.
4コース終了ごとにCTで評価.

投与例 ➡ p.156

Point

480mg/body　4週間ごとの投与にすることも可能.

各コース投与開始基準

項目	基準
T-bil	＜正常上限値1.5倍
AST, ALT	＜正常上限値3.0倍
Cre	＜正常上限値1.5倍
肺臓炎	＜G2
その他の免疫関連毒性	＜G2
PS	0〜2

各コース中止基準

がん免疫療法ガイドラインの各アルゴリズムに準ずる.

■ 効果

奏効率 ORR	無増悪生存期間 mPFS	全生存期間 mOS
11.0%	3.0カ月	10.2カ月

参考文献: Fennell DA, et al. Lancet Oncol. 2021; 22: 1530-1540.

■ 毒性マネジメント

- 薬剤性肺障害（肺臓炎），皮膚障害，腸炎，甲状腺機能異常，肝機能障害，副腎不全，1型糖尿病，脳炎，重症筋無力症など．
- Grade 3 以上の事象は，下痢，インフュージョンリアクション，肺炎であった．
- 各事象のマネジメントに関しては，がん免疫療法ガイドラインの各アルゴリズムに準拠して対応する．

■ 治療前の準備

- 合併症に自己免疫疾患，間質性肺炎がある場合は適格を十分に検討し，注意して経過観察する．
- 投与前にスクリーニング検査（血清 TSH，F-T3，F-T4，HbA1c，CK-MB，Trop I，BNP，KL-6，抗核抗体，尿定性，胸部 X-ray，心電図，心臓超音波検査）を実施する．

■ 2コース目以降の注意点

- 2コース目以降は外来で施行する．

免疫チェックポイント阻害薬

60 Cisplatin（CDDP）＋Pemetrexed（PEM）

悪性胸膜中皮腫 　　1 次治療

投与スケジュール 【投与時間】5 時間 25 分

Day	1	8	15	22

CDDP
シスプラチン
75mg/m²

PEM
アリムタ®
500mg/m²

検査	Day 0 血液 X-ray	Day 3 血液	Day 7 血液 X-ray	Day 10 血液	Day 14 血液 X-ray	nadir確認後, 退院

3-4 週ごとに投与，4 コースまで繰り返す．
2 コース終了ごとに CT で評価．

投与例➡ p.156

Point

　PEM の維持療法は行わない．

各コース投与開始基準

項目	基準
白血球数または好中球数	≧3000/mm³ または≧1500/mm³
血小板数	≧10万/mm³
T-bil	＜正常上限値1.5倍
AST，ALT	＜正常上限値3.0倍
CCr	CDDP：≧60mL/min　PEM：≧45mL/min
PS	0-2

非小細胞肺癌

小細胞肺癌

胸腺腫・胸腺癌

悪性胸膜中皮腫

各コース減量・中止基準

項目		CDDP （mg/m²）	PEM （mg/m²）
	開始時	75	500
FN≧G3，白血球減少G4，好中球減少G4が1週間以上，血小板減少G4もしくはG3で輸血施行，感染≧G3	1回目	75	400
	2回目	60	300
	3回目	中止	
Cre上昇	1回目	G1： 60 G2： CBDCAに変更 ≧G3： 中止	G1： 500 G2： 400 ≧G3： 中止
	2回目	≦G2： CBDCAに変更 ≧G3： 中止	≦G2： 400 ≧G3： 中止
薬剤性肺障害(肺臓炎)≧G1	1回目	中止	
その他の非血液毒性≧G3	1回目	75	400
	2回目	60	300
	3回目	中止	

細胞障害性抗がん剤

効果

奏効率 ORR	無増悪生存期間 mPFS	全生存期間 mOS
41.3%	5.7カ月	12.1カ月

参考文献： Vogelzang NJ, et al. J Clin Oncol. 2003; 21: 2636-2644.

毒性マネジメント

- 白血球・好中球減少，血小板減少の nadir は Day 12-14 頃.
- CDDP： 悪心，食欲不振，腎障害.
- PEM： 皮疹（Day 7 頃〜），肝障害，薬剤性肺障害（肺臓炎），浮腫，Cre 上昇など. 特に Cre の経時的悪化に注意.
- 皮疹予防のため Day 2-3 にデキサメタゾン 2mg/day の内服を処方する.

治療前の準備

- PEM 投与 1 週間以上前に，Vit.B12（メチコバール®）1000μg 筋注，葉酸（パンビタン®）1g /day の内服開始（Vit.B12 は 9 週ごと，葉酸は毎日）.
- PEM は腎機能障害（CCr＜45mL/min）では投与を推奨しない.
- CDDP レジメンは補液量が多いため，1 コース目開始前に心臓超音波検査を検討する.
- 間質性肺炎がある場合は適格を十分に検討し，注意して経過観察する.

2 コース目以降の注意点

- 2 コース目以降は Day 0-4 の 5 日間入院で行う（Day 0 に採血，胸部 X-ray，Day 3 に採血）.

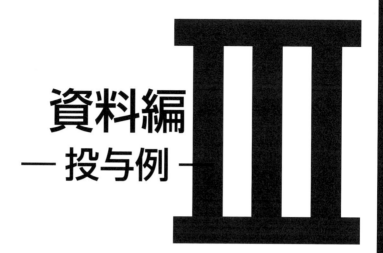

資料編
― 投与例 ―

III

① Cisplatin + Pemetrexed + Nivolumab + Ipilimumab

非小細胞肺癌

小細胞肺癌

胸腺腫・胸腺癌

悪性胸膜中皮腫

資料

1コース目	生理食塩水50mL	5分
Day1	ニボルマブ（オプジーボ®）360mg+生理食塩水50mL	30分
	生理食塩水50mL	30分
	イピリムマブ（ヤーボイ®）1mg/kg+生理食塩水20mL	30分
	生理食塩水50mL	1時間
	ホスアプレピタントメグルミン（プロイメンド®）150mg+生理食塩水100mL	30分
	グラニセトロン注バッグ3mg（50mL）+デキサメタゾンリン酸エステルナトリウム（デキサート®）9.9mg（3.0mL）	5分
	ペメトレキセド（アリムタ®）500mg/m²+生理食塩水100mL	10分
	硫酸Mg補正液 1mEq/mL 20mL+KCL注1mEq/mL 10mL+生理食塩水1000mL	2時間4分
	D-マンニトール（20%マンニットール®注射液）300mL	36分
	シスプラチン75mg/m²+生理食塩水250mL	1時間
	KCL注1mEq/mL 10mL+生理食塩水500mL	1時間1分
Day2	デキサメタゾンリン酸エステルナトリウム（デキサート®）6.6mg（2.0mL）+メトクロプラミド（プリンペラン®注）10mg+生理食塩水50mL	5分
	生理食塩水1000mL	4時間
Day3	デキサメタゾンリン酸エステルナトリウム（デキサート®）13.2mg（4.0mL）+メトクロプラミド（プリンペラン®注）10mg+生理食塩水50mL	5分
	生理食塩水1000mL	4時間
2コース目	生理食塩水50mL	5分
Day1	ニボルマブ（オプジーボ®）360mg+生理食塩水50mL	30分
	生理食塩水50mL	5分
	ホスアプレピタントメグルミン（プロイメンド®）150mg+生理食塩水100mL	30分
	グラニセトロン注バッグ3mg（50mL）+デキサメタゾンリン酸エステルナトリウム（デキサート®）9.9mg（3.0mL）	5分
	ペメトレキセド（アリムタ®）500mg/m²+生理食塩水100mL	10分
	硫酸Mg補正液 1mEq/mL 20mL+KCL注1mEq/mL 10mL+生理食塩水1000mL	2時間4分
	D-マンニトール（20%マンニットール®注射液）300mL	36分
	シスプラチン75mg/m²+生理食塩水250mL	1時間
	KCL注1mEq/mL 10mL+生理食塩水500mL	1時間1分

JCOPY 498-13106

Day2	デキサメタゾンリン酸エステルナトリウム（デキサート®）6.6mg（2.0mL） ＋メトクロプラミド（プリンペラン®注）10mg＋生理食塩水50mL	5分
	生理食塩水1000mL	4時間
Day24	デキサメタゾンリン酸エステルナトリウム（デキサート®）13.2mg（4.0mL） ＋メトクロプラミド（プリンペラン®注）10mg＋生理食塩水50mL	5分
	生理食塩水1000mL	4時間

① Carboplatin ＋ Pemetrexed ＋ Nivolumab ＋ Ipilimumab

1コース目	生理食塩水50mL	5分
Day1	ニボルマブ（オプジーボ®）360mg＋生理食塩水50mL	30分
	生理食塩水50mL	30分
	イピリムマブ（ヤーボイ®）1mg/kg＋生理食塩水20mL	30分
	生理食塩水50mL	1時間
	グラニセトロン注バッグ3mg（50mL）＋デキサメタゾンリン酸エステルナ トリウム（デキサート®）6.6mg（2.0mL）	10分
	ペメトレキセド（アリムタ®）500mg/m^2＋生理食塩水100mL	10分
	カルボプラチンAUC 6＋生理食塩水250mL	30分
	生理食塩水50mL	5分
2コース目	生理食塩水50mL	5分
Day22	ニボルマブ（オプジーボ®）360mg＋生理食塩水50mL	30分
	生理食塩水50mL	20分
	グラニセトロン注バッグ3mg（50mL）＋デキサメタゾンリン酸エステルナ トリウム（デキサート®）6.6mg（2.0mL）	10分
	ペメトレキセド（アリムタ®）500mg/m^2＋生理食塩水100mL	10分
	カルボプラチンAUC 6＋生理食塩水250mL	30分
	生理食塩水50mL	5分

② Carboplatin ＋ Paclitaxel ＋ Nivolumab ＋ Ipilimumab

1コース目	生理食塩水50mL	5分
Day1	ニボルマブ（オプジーボ®）360mg+生理食塩水50mL	30分
	生理食塩水50mL	30分
	イピリムマブ（ヤーボイ®）1mg/kg+生理食塩水20mL	30分
	生理食塩水50mL	1時間
	d-クロルフェニラミンマレイン酸（ポララミン®）5mg（1.0mL）＋ファモチジン20mg+デキサメタゾンリン酸エステルナトリウム（デキサート®）19.8mg（6.0mL）＋生理食塩水50mL	5分
	グラニセトロン注バッグ3mg（50mL）	30分
	パクリタキセル200mg/m²+5%ブドウ糖液500mL	3時間
	カルボプラチンAUC 6+生理食塩水250mL	30分
	生理食塩水50mL	5分
2コース目	生理食塩水50mL	5分
Day1	ニボルマブ（オプジーボ®）360mg+生理食塩水50mL	30分
	生理食塩水50mL	20分
	d-クロルフェニラミンマレイン酸（ポララミン®）5mg（1.0mL）＋ファモチジン20mg+デキサメタゾンリン酸エステルナトリウム（デキサート）19.8mg（6.0mL）＋生理食塩水50mL	5分
	グラニセトロン注バッグ3mg（50mL）	30分
	パクリタキセル200mg/m²+5%ブドウ糖液500mL	3時間
	カルボプラチンAUC 6+生理食塩水250mL	30分
	生理食塩水50mL	5分

非小細胞肺癌

小細胞肺癌

胸腺腫・胸腺癌

悪性胸膜中皮腫

資料

③ Carboplatin + Pemetrexed + Durvalumab + Tremelimumab

Day1 生理食塩水50mL	5分
トレメリムマブ（イジュド®）75mg＋生理食塩水100mL	1時間
生理食塩水50mL	5分
デュルバルマブ（イミフィンジ®）1500mg＋生理食塩水250mL	1時間
生理食塩水50mL	5分
グラニセトロン注バッグ3mg（50mL）＋デキサメタゾンリン酸エステルナトリウム（デキサート®）6.6mg（2.0mL）	5分
ペメトレキセド（アリムタ®）500mg/m^2＋生理食塩水100mL	10分
カルボプラチンAUC 6＋生理食塩水250mL	30分
生理食塩水50mL	5分

④ Carboplatin + nab-Paclitaxel + Durvalumab + Tremelimumab

Day1 生理食塩水50mL	5分
トレメリムマブ（イジュド®）75mg＋生理食塩水100mL	1時間
生理食塩水50mL	5分
デュルバルマブ（イミフィンジ®）1500mg＋生理食塩水250mL	1時間
生理食塩水50mL	5分
生理食塩水50mL	5分
ナブパクリタキセル（アブラキサン®）100mg/m^2＋生理食塩水100mL	30分
生理食塩水50mL	5分
グラニセトロン注バッグ3mg（50mL）＋デキサメタゾンリン酸エステルナトリウム（デキサート®）6.6mg（2.0mL）	5分
カルボプラチンAUC 6＋生理食塩水250mL	30分
生理食塩水50mL	5分
Day8, 15	
生理食塩水50mL	5分
ナブパクリタキセル（アブラキサン®）100mg/m^2＋生理食塩水100mL	30分
生理食塩水50mL	5分

資料編

非小細胞肺癌

小細胞肺癌

胸腺腫・胸腺癌

悪性胸膜中皮腫

資料

⑤ Cisplatin ＋ Pemetrexed ＋ Pembrolizumab

Day1	生理食塩水50mL	5分
	ペムブロリズマブ（キイトルーダ®）200mg ＋ 生理食塩水100mL	30分
	生理食塩水50mL	5分
	ホスアプレピタントメグルミン（プロイメンド®）150mg ＋ 生理食塩水100mL	30分
	グラニセトロン注バッグ3mg（50mL）＋ デキサメタゾンリン酸エステル ナトリウム（デキサート®）9.9mg（3.0mL）	5分
	ペメトレキセド（アリムタ®）500mg/m² ＋ 生理食塩水100mL	10分
	硫酸Mg補正液1mEq/mL 20mL ＋ KCL注1mEq/mL 10mL ＋ 生理食塩水1000mL	2時間4分
	D-マンニトール（20％マンニットール®注射液）300mL	36分
	シスプラチン75mg/m² ＋ 生理食塩水250mL	1時間
	KCL注1mEq/mL 10mL ＋ 生理食塩水500mL	1時間1分
Day2	デキサメタゾンリン酸エステルナトリウム（デキサート®）6.6mg（2.0mL） ＋ メトクロプラミド（プリンペラン®注）20mg ＋ 生理食塩水50mL	5分
	生理食塩水1000mL	4時間
Day3	デキサメタゾンリン酸エステルナトリウム（デキサート®）13.2mg（4.0mL） ＋ メトクロプラミド（プリンペラン®注）20mg ＋ 生理食塩水50mL	5分
	生理食塩水1000mL	4時間

⑤ Carboplatin ＋ Pemetrexed ＋ Pembrolizumab

Day1	生理食塩水50mL	5分
	ペムブロリズマブ（キイトルーダ®）200mg ＋ 生理食塩水100mL	30分
	生理食塩水50mL	5分
	グラニセトロン注バッグ3mg（50mL）＋ デキサメタゾンリン酸エステル ナトリウム（デキサート®）6.6mg（2.0mL）	5分
	ペメトレキセド（アリムタ®）500mg/m² ＋ 生理食塩水100mL	10分
	カルボプラチンAUC 5 ＋ 生理食塩水250mL	30分
	生理食塩水50mL	5分

⑥ Carboplatin + Paclitaxel + Bevacizumab+Atezolizumab

Day1

生理食塩水50mL	5分
アテゾリズマブ（テセントリク®）1200mg + 生理食塩水250mL	1時間 2回以降は30分
生理食塩水50mL	5分
d-クロルフェニラミンマレイン酸（ポララミン®）5mg（1.0mL）+ ファモチジン20mg + 生理食塩水50mL+デキサメタゾンリン酸エス テルナトリウム（デキサート®）19.8mg（6.0mL）	5分
グラニセトロン注バッグ3mg（50mL）	30分
パクリタキセル200mg/m² + 生理食塩水500mL	3時間
カルボプラチンAUC 6 + 生理食塩水250mL	30分
ベバシズマブ（アバスチン®）15mg/kg + 生理食塩水100mL	1時間30分 2回目60分 3回目以降は30分
生理食塩水50mL	5分

⑦ Carboplatin + nab-Paclitaxel + Pembrolizumab

Day1

生理食塩水50mL	5分
ペムブロリズマブ（キイトルーダ®）200mg + 生理食塩水100mL	30分
生理食塩水50mL	5分
（ここからフィルターなしルートで投与）	
生理食塩水50mL	5分
ナブパクリタキセル（アブラキサン®）100mg/m² + 生理食塩水100mL	30分
生理食塩水50mL	5分
グラニセトロン注バッグ3mg（50mL）+ デキサメタゾンリン酸エステル ナトリウム（デキサート®）6.6mg（2.0mL）	5分
カルボプラチンAUC 6 + 生理食塩水250mL	30分
生理食塩水50mL	5分

Day8, 15

生理食塩水50mL	5分
ナブパクリタキセル（アブラキサン®）100mg/m² + 生理食塩水100mL	30分
生理食塩水50mL	5分

資料編

⑧ Cisplatin + Pemetrexed

Day1 ホスアプレピタントメグルミン（プロイメンド®）150mg +
生理食塩水100mL　　　　　　　　　　　　　　　　　　　　　30分

グラニセトロン注バッグ3mg（50mL）+ デキサメタゾンリン酸エステル
ナトリウム（デキサート®）9.9mg（3.0mL）　　　　　　　　　5分

ペメトレキセド（アリムタ®）500mg/m^2 + 生理食塩水100mL　　10分

硫酸Mg補正液1mEq/mL 20mL + KCL注1mEq 10mL +
生理食塩水1000mL　　　　　　　　　　　　　　　　　　　2時間4分

D-マンニトール（20％マンニットール®注射液）300mL　　　　36分

シスプラチン75mg/m^2 + 生理食塩水250mL　　　　　　　　　1時間

KCL注1mEq/mL 10mL + 生理食塩水500mL　　　　　　　　1時間1分

Day2 デキサメタゾンリン酸エステルナトリウム（デキサート®）6.6mg（2.0mL）
+ メトクロプラミド（プリンペラン®注）20mg + 生理食塩水50mL　　5分

生理食塩水1000mL　　　　　　　　　　　　　　　　　　　4時間

Day3 デキサメタゾンリン酸エステルナトリウム（デキサート®）13.2mg（4.0mL）
+ メトクロプラミド（プリンペラン®注）20mg + 生理食塩水50mL　　5分

生理食塩水1000mL　　　　　　　　　　　　　　　　　　　4時間

⑧ Carboplatin + Pemetrexed

Day1 グラニセトロン注バッグ3mg（50mL）+ デキサメタゾンリン酸エステル
ナトリウム（デキサート®）6.6mg（2.0mL）　　　　　　　　　5分

ペメトレキセド（アリムタ®）500mg/m^2 + 生理食塩水100mL　　10分

カルボプラチンAUC 6 + 生理食塩水250mL　　　　　　　　　30分

生理食塩水50mL　　　　　　　　　　　　　　　　　　　　5分

9a Carboplatin + Paclitaxel + Bevacizumab

d-クロルフェニラミンマレイン酸 (ポララミン®) 5mg (1.0mL) +ファモチジン20mg+デキサメタゾンリン酸エステルナトリウム (デキサート®) 19.8mg (6.0mL) +生理食塩水50mL	5分
グラニセトロン注バッグ3mg (50mL)	30分
パクリタキセル200mg/m²+5％ブドウ糖液500mL	3時間
カルボプラチンAUC 6+生理食塩水250mL	30分
ベバシズマブ (アバスチン®) 15mg/kg+生理食塩水100mL	1回目1時間30分 2回目1時間 3回目以降は30分
生理食塩水50mL	5分

9b Carboplatin+Paclitaxel

d-クロルフェニラミンマレイン酸 (ポララミン®) 5mg (1.0mL) +ファモチジン20mg+デキサメタゾンリン酸エステルナトリウム (デキサート®) 19.8mg (6.0mL) +生理食塩水50mL	5分
グラニセトロン注バッグ3mg (50mL)	30分
パクリタキセル210mg/m²+5％ブドウ糖液500mL	3時間
カルボプラチンAUC 6+生理食塩水250mL	30分
生理食塩水50mL	5分

資料編

⑩ Carboplatin ＋ nab-Paclitaxel

Day1	生理食塩水50mL	5分
	ナブパクリタキセル（アブラキサン®）100mg/m² ＋ 生理食塩水100mL	30分
	生理食塩水50mL	5分
	グラニセトロン注バッグ3mg（50mL）＋ デキサメタゾンリン酸エステルナトリウム（デキサート®）6.6mg（2.0mL）	5分
	カルボプラチンAUC 6 ＋ 生理食塩水250mL	30分
	生理食塩水50mL	5分
Day8, 15		
	生理食塩水50mL	5分
	ナブパクリタキセル（アブラキサン®）100mg/m² ＋ 生理食塩水100mL	30分
	生理食塩水50mL	5分

⑪ Cisplatin ＋ Gemcitabine

Day1	ホスアプレピタントメグルミン（プロイメンド®）150mg ＋ 生理食塩水100mL	30分
	グラニセトロン注バッグ3mg（50mL）＋ デキサメタゾンリン酸エステルナトリウム（デキサート®）9.9mg（3.0mL）	5分
	ゲムシタビン（ジェムザール®）1000mg/m² ＋ 5％ブドウ糖液100mL	30分
	硫酸Mg補正液1mEq/mL 20mL ＋ KCL注1mEq/mL 10mL ＋ 生理食塩水1000mL	2時間4分
	D-マンニトール（20％マンニットール®注射液）300mL	36分
	シスプラチン80mg/m² ＋ 生理食塩水250mL	1時間
	KCL注1mEq/mL 10mL ＋ 生理食塩水500mL	1時間1分
Day2	デキサメタゾンリン酸エステルナトリウム（デキサート®）6.6mg（2.0mL）＋ メトクロプラミド（プリンペラン®注）20mg ＋ 生理食塩水50mL	5分
	生理食塩水1000mL	4時間
Day3	デキサメタゾンリン酸エステルナトリウム（デキサート®）13.2mg（4.0mL）＋ メトクロプラミド（プリンペラン®注）20mg ＋ 生理食塩水50mL	5分
	生理食塩水1000mL	4時間
Day8	デキサメタゾンリン酸エステルナトリウム（デキサート®）3.3mg（1.0mL）＋ 生理食塩水50mL	5分
	ゲムシタビン（ジェムザール®）1000mg/m² ＋ 5％ブドウ糖液100mL	30分
	生理食塩水50mL	5分

非小細胞肺癌

小細胞肺癌

胸腺腫・胸腺癌

悪性胸膜中皮腫

資料

⑫ Cisplatin ＋ S-1

Day1 ホスアプレピタントメグルミン（プロイメンド®）150mg ＋ 生理食塩水100mL　30分

グラニセトロン注バッグ3mg（50mL）＋ デキサメタゾンリン酸エステルナトリウム（デキサート®）9.9mg（3.0mL）　5分

硫酸Mg補正液1mEq/mL 20mL ＋ KCL注1mEq/mL 10mL ＋ 生理食塩水1000mL　2時間4分

D-マンニトール（20%マンニットール®注射液）300mL　36分

シスプラチン60mg/m^2 ＋ 生理食塩水250mL　1時間

KCL注1mEq/mL 10mL ＋ 生理食塩水500mL　1時間1分

Day2 デキサメタゾンリン酸エステルナトリウム（デキサート®）6.6mg（2.0mL）＋ メトクロプラミド（プリンペラン®注）20mg ＋ 生理食塩水50mL　5分

生理食塩水1000mL　4時間

Day3 デキサメタゾンリン酸エステルナトリウム（デキサート®）13.2mg（4.0mL）＋ メトクロプラミド（プリンペラン®注）20mg ＋ 生理食塩水50mL　5分

生理食塩水1000mL　4時間

⑫ Carboplatin ＋ S-1

Day1 グラニセトロン注バッグ3mg（50mL）＋ デキサメタゾンリン酸エステルナトリウム（デキサート®）6.6mg（2.0mL）　5分

カルボプラチンAUC 5 ＋ 生理食塩水250mL　30分

生理食塩水50mL　5分

資料編

⑬a Docetaxel ＋ Ramucirumab

Day1	d-クロルフェニラミンマレイン酸（ポララミン®）5mg（1.0mL）＋ 生理食塩水50mL	5分
	デキサメタゾンリン酸エステルナトリウム（デキサート®）6.6mg（2.0mL） ＋生理食塩水50mL	5分
	ラムシルマブ（サイラムザ®）10mg/kg ＋ 生理食塩水250mL	1時間
	生理食塩水50mL	1時間　Infusion Reactionが 1コース目2コース目でみられ なければ3コース目からは5分 に短縮
	ドセタキセル60mg/m² ＋ 生理食塩水250mL	1時間
	生理食塩水50mL	10分

⑬b Docetaxel

Day1	デキサメタゾンリン酸エステルナトリウム（デキサート®）6.6mg（2.0mL）	5分
	ドセタキセル60mg/m² ＋ 生理食塩水250mL	1時間
	生理食塩水50mL	5分

⑭ Pemetrexed

Day1	デキサメタゾンリン酸エステルナトリウム（デキサート®）3.3mg（1.0mL） ＋生理食塩水50mL	5分
	ペメトレキセド（アリムタ®）500mg/m² ＋ 生理食塩水100mL	10分
	生理食塩水50mL	5分

⑯ nab-Paclitaxel

Day1, 8, 15	生理食塩水50mL	5分
	ナブパクリタキセル（アブラキサン®）100mg/m²＋生理食塩水 100mL	30分
	生理食塩水50mL	5分

非小細胞肺癌　小細胞肺癌　胸腺腫・胸腺癌　悪性胸膜中皮腫　資料

⑰ Nivolumab + Ipilimumab

1コース目	生理食塩水50mL	5分
Day1	ニボルマブ（オプジーボ®）360mg+生理食塩水50mL	30分
	生理食塩水50mL	30分
	イピリムマブ（ヤーボイ®）1mg/kg+生理食塩水20mL	30分
	生理食塩水50mL	1時間
2コース目	生理食塩水50mL 50mL/hで20分投与後残廃棄可	5分
Day1	ニボルマブ（オプジーボ®）360mg+生理食塩水50mL	30分
	生理食塩水50mL	5分

⑱ Pembrolizumab

Day1	生理食塩水50mL	5分
	ペムブロリズマブ（キイトルーダ®）200mg + 生理食塩水100mL	30分
	生理食塩水50mL	5分

⑲ Nivolumab

Day1	生理食塩水50mL	5分
	ニボルマブ（オプジーボ®）240mg + 生理食塩水50mL	30分
	生理食塩水50mL	5分

⑳ Atezolizumab

Day1	生理食塩水50mL	5分
	アテゾリズマブ（テセントリク®）1200mg + 生理食塩水250mL	初回投与は60分 2回目以降は30分まで 短縮可
	生理食塩水50mL	5分

資料編

㉑ Durvalumab

Day1

生理食塩水50mL	5分
デュルバルマブ（イミフィンジ®）10mg/kg + 生理食塩水250mL	1時間
生理食塩水50mL	5分

㉓ⓑ Erlotinib + Ramucirumab

Day1

生理食塩水50mL+d-クロルフェニラミンマレイン酸（ポララミン®）5mg（1.0mL）	5分
生理食塩水50mL+デキサメサゾンリン酸エステルナトリウム（デキサート®）6.6mg（2.0mL）	5分
生理食塩水250mL+ラムシルマブ（サイラムザ®）10mg/kg	1回目は1時間 2回目以降は30分
生理食塩水50mL	5分

㊳ Trastuzumab Deruxtecan

Day1

パロノセトロン（アロキシ®）50mL+デキサメサゾンリン酸エステルナトリウム（デキサート®）6.6mg（2.0mL）	5分
5%ブドウ糖液50mL	5分
トランスツズマブ デルクステカン（エンハーツ®）5.4mg/kg+5%ブドウ糖液100mL	1時間30分 2回目以降は30分
5%ブドウ糖液50mL	5分

JCOPY 498-13106

㊴ Weekly Carboplatin ＋ Paclitaxel ＋胸部放射線療法

Day1, 8, 15, 22, 29, 36

デキサメタゾンリン酸エステルナトリウム（デキサート®）6.6mg（2.0mL）＋生理食塩水50mL	5分
d-クロルフェニラミンマレイン酸（ポララミン®）5mg（1.0mL）＋ファモチジン20mg＋生理食塩水50mL	5分
グラニセトロン注バッグ3mg（50mL）	15分
パクリタキセル40mg/m² ＋ 5%ブドウ糖液250mL	1時間
カルボプラチンAUC 2 ＋生理食塩水250mL	30分
生理食塩水50mL	5分

㊵ CDDP/VNR ＋胸部放射線療法

Day1	デキサメサゾンリン酸エステルナトリウム（デキサート®）9.9mg（3.0mL）＋生理食塩水50mL	5分
	ビノレルビン（ロゼウス®）20mg/m²＋生理食塩水50mL	5分
	生理食塩水50mL	5分
	ホスアプレピタントメグルミン（プロイメンド®）150mg＋生理食塩水100mL	30分
	グラニセトロン注バッグ3mg（50mL）	5分
	硫酸Mg補正液1mEq/mL 20mL＋KCL注20mEqシリンジ 10mL＋生理食塩水1000mL	2時間4分
	D-マンニトール（20%マンニットール®注射液）300mL	36分
	シスプラチン80mg/m²＋生理食塩水250mL	1時間
	KCL注20mEqシリンジ 10mL＋生理食塩水500mL	1時間1分
Day2	デキサメサゾンリン酸エステルナトリウム（デキサート®）6.6mg（2.0mL）＋プリンペラン注20mg＋生理食塩水50mL	5分
	生理食塩水1000mL	4時間
Day3	デキサメサゾンリン酸エステルナトリウム（デキサート®）13.2mg（4.0mL）＋プリンペラン注20mg＋生理食塩水50mL	5分
	生理食塩水1000mL	4時間
Day8	デキサメサゾンリン酸エステルナトリウム（デキサート®）3.3mg（1.0mL）＋生理食塩水50mL	5分
	ビノレルビン（ロゼウス®）20mg/m²＋生理食塩水50mL	5分
	生理食塩水50mL	5分

資料編

㊶ Cisplatin ＋ S-1 ＋胸部放射線療法

⑫の投与例と同じ

㊷ Cisplatin ＋ Pemetrexed ＋ Nivolumab

Day1	生理食塩水50mL	5分
	ニボルマブ（オプジーボ®）360mg ＋生理食塩水50mL	30分
	生理食塩水50mL	5分
	ホスアプレピタントメグルミン（プロイメンド®）150mg ＋生理食塩水100mL	30分
	グラニセトロン注バッグ3mg（50mL）＋デキサメサゾンリン酸エステルナトリウム（デキサート®）9.9mg（3.0mL）	5分
	ペメトレキセド（アリムタ®）500mg/m² ＋生理食塩水100mL	10分
	硫酸Mg補正液1mEq/mL 20mL＋KCL注20mEqシリンジ 10mL ＋生理食塩水1000mL	2時間4分
	D-マンニトール（20%マンニットール®注射液）300mL	36分
	シスプラチン75mg/m² ＋生理食塩水250mL	1時間
	KCL注20mEqシリンジ 10mL＋生理食塩水500mL	1時間1分
Day2	デキサメサゾンリン酸エステルナトリウム（デキサート®）6.6mg（2.0mL）＋プリンペラン注20mg＋生理食塩水50mL	5分
	生理食塩水1000mL	4時間
Day3	デキサメサゾンリン酸エステルナトリウム（デキサート®）13.2mg（4.0mL）＋プリンペラン注20mg＋生理食塩水50mL	5分
	生理食塩水1000mL	4時間

JCOPY 498-13106

㊸ Carboplatin ＋ Paclitaxel ＋ Nivolumab

Day1	生理食塩水50mL	5分
	ニボルマブ（オプジーボ®）360mg＋生理食塩水50mL	30分
	生理食塩水50mL	5分
	d-クロルフェニラミンマレイン酸（ポララミン®）5mg（1.0mL）＋ファモチジン20mg＋デキサメサゾンリン酸エステルナトリウム（デキサート®）16.5mg（5.0mL）＋生理食塩水50mL	5分
	グラニセトロン注バッグ3mg（50mL）	30分
	パクリタキセル200mg/m^2＋5％ブドウ糖液500mL	3時間
	カルボプラチンAUC 6＋生理食塩水250mL	30分
	生理食塩水50mL	5分

㊹ Cisplatin ＋ Vinorelbine

Day1	デキサメタゾンリン酸エステルナトリウム（デキサート®）9.9mg（3.0mL）＋ 生理食塩水50mL	5分
	ビノレルビン（ナベルビン®）25mg/m^2 ＋ 生理食塩水50mL	5分
	生理食塩水50mL	5分
	ホスアプレピタントメグルミン（プロイメンド®）150mg ＋ 生理食塩水100mL	30分
	グラニセトロン注バッグ3mg（50mL）	5分
	硫酸Mg補正液1mEq/mL 20mL ＋ KCL注1mEq/mL 10mL ＋ 生理食塩水1000mL	2時間4分
	D-マンニトール（20％マンニットール®注射液）300mL	36分
	シスプラチン80mg/m^2 ＋ 生理食塩水250mL	1時間
	KCL注1mEq/mL 10mL ＋ 生理食塩水500mL	1時間1分
Day2	デキサメタゾンリン酸エステルナトリウム（デキサート®）6.6mg（2.0mL）＋ メトクロプラミド（プリンペラン®注）20mg ＋ 生理食塩水50mL	5分
	生理食塩水1000mL	4時間
Day3	デキサメタゾンリン酸エステルナトリウム（デキサート®）13.2mg（4.0mL）＋ メトクロプラミド（プリンペラン®注）20mg ＋ 生理食塩水50mL	5分
	生理食塩水1000mL	4時間
Day8	デキサメタゾンリン酸エステルナトリウム（デキサート®）3.3mg（1.0mL）＋ 生理食塩水50mL	5分
	ビノレルビン（ナベルビン®）25mg/m^2 ＋ 生理食塩水50mL	5分
	生理食塩水50mL	5分

資料編

㊺ Atezolizumab

Day1	生理食塩水50mL	5分
	アテゾリズマブ（テセントリク®）1200mg＋生理食塩水250mL	初日は60分 2日目以降は30分
	生理食塩水50mL	5分

㊼ Carboplatin ＋ Etoposide ＋ Atezolizumab

Day1	生理食塩水50mL	5分
	アテゾリズマブ（テセントリク®）1200mg ＋ 生理食塩水250mL	1時間 （2回目以降は30分）
	生理食塩水50mL	5分
	グラニセトロン注バッグ3mg（50mL）＋ デキサメタゾンリン酸 エステルナトリウム（デキサート®）6.6mg（2.0mL）	5分
	エトポシド100mg/m² ＋ 5％ブドウ糖液500mL	2時間
	カルボプラチンAUC 5 ＋ 生理食塩水250mL	30分
	生理食塩水50mL	5分
Day2, 3	グラニセトロン注バッグ3mg（50mL）＋ デキサメタゾンリン酸 エステルナトリウム（デキサート®）6.6mg（2.0mL）	5分
	エトポシド100mg/m² ＋ 5％ブドウ糖液500mL	2時間
	生理食塩水50mL	5分

非小細胞肺癌

小細胞肺癌

胸腺腫・胸腺癌

悪性胸膜中皮腫

資料

㊽ Cisplatin ＋ Etoposide ＋ Durvalumab

Day1	生理食塩水50mL	5分
	デュルバルマブ（イミフィンジ®）1500mg（30mL）＋生理食塩水250mL	1時間
	生理食塩水50mL	5分
	ホスアプレピタントメグルミン（プロイメンド®点滴静注用）150mg+生理食塩水100mL	30分
	グラニセトロン注バッグ3mg（50mL）＋デキサメタゾンリン酸エステルナトリウム（デキサート®）9.9mg（3.0mL）	5分
	エトポシド100mg/m²+生理食塩水500mL	2時間
	KCL注 1mEq/mL 10mL+硫酸Mg補正液 1mEq/mL 20mL＋生理食塩水1000mL	2時間
	D-マンニトール（20%マンニットール®注射液）300mL	36分
	シスプラチン80mg/m²＋生理食塩水250mL	1時間
	KCL注 1mEq/mL 10mL＋生理食塩水500mL	1時間
Day2	デキサメタゾンリン酸エステルナトリウム（デキサート®）6.6mg（2.0mL）＋メトロクロプラミド（プリンペラン®注）20mg+生理食塩水50mL	5分
	エトポシド100mg/m²+生理食塩水500mL	2時間
	生理食塩水1000mL	4時間
Day3	デキサメタゾンリン酸エステルナトリウム（デキサート®）13.2mg（4.0mL）＋メトロクロプラミド（プリンペラン®注）20mg+生理食塩水50mL	5分
	エトポシド100mg/m²+生理食塩水500mL	2時間
	生理食塩水1000mL	4時間

㊽ Carboplatin ＋ Etoposide ＋ Durvalumab

Day1	生理食塩水50mL	5分
	デュルバルマブ（イミフィンジ®）1500mg（30mL）＋生理食塩水250mL	1時間
	生理食塩水50mL	5分
	グラニセトロン注バッグ3mg（50mL）＋デキサメタゾンリン酸エステルナトリウム（デキサート®）6.6mg（2.0mL）	5分
	エトポシド100mg/m²+生理食塩水500mL	2時間
	カルボプラチンAUC 5+生理食塩水250mL	30分
	生理食塩水50mL	5分
Day2, 3	グラニセトロン注バッグ3mg（50mL）＋デキサメタゾンリン酸エステルナトリウム（デキサート®）6.6mg（2.0mL）	5分
	エトポシド100mg/m²+生理食塩水500mL	2時間
	生理食塩水50mL	5分

資料編

㊾ Cisplatin ＋ Irinotecan

Day1	ホスアプレピタントメグルミン（プロイメンド®）150mg ＋生理食塩水100mL	30分
	グラニセトロン注バッグ3mg（50mL）＋ デキサメタゾンリン酸エステル ナトリウム（デキサート®）9.9mg（3.0mL）	5分
	イリノテカン（カンプト®）60mg/m² ＋ 生理食塩水250mL	1時間30分
	硫酸Mg補正液1mEq/mL 20mL ＋ KCL注1mEq/mL 10mL ＋生理食塩水1000mL	2時間4分
	D-マンニトール（20%マンニットール®注射液）300mL	36分
	シスプラチン60mg/m² ＋ 生理食塩水250mL	1時間
	KCL注1mEq/mL 10mL ＋ 生理食塩水500mL	1時間1分
Day2	デキサメタゾンリン酸エステルナトリウム（デキサート®）6.6mg（2.0mL） ＋ メトクロプラミド（プリンペラン®注）20mg ＋ 生理食塩水50mL	5分
	生理食塩水1000mL	4時間
Day3	デキサメタゾンリン酸エステルナトリウム（デキサート®）13.2mg（4.0mL） ＋ メトクロプラミド（プリンペラン®注）20mg ＋ 生理食塩水50mL	5分
	生理食塩水1000mL	4時間
Day8	グラニセトロン注バッグ3mg（50mL）	5分
	イリノテカン（カンプト®）60mg/m² ＋ 生理食塩水250mL	1時間30分
	生理食塩水50mL	5分
Day15	グラニセトロン注バッグ3mg（50mL）	5分
	イリノテカン（カンプト®）60mg/m² ＋ 生理食塩水250mL	1時間30分
	生理食塩水50mL	5分

JCOPY 498-13106

㊿ Cisplatin + Etoposide

Day1

ホスアプレピタントメグルミン（プロイメンド®）150mg ＋生理食塩水100mL		30分
グラニセトロン注バッグ3mg（50mL）＋ デキサメタゾンリン酸エステル ナトリウム（デキサート®）9.9mg（3.0mL）		5分
エトポシド100mg/m² ＋ 生理食塩水500mL		2時間
硫酸Mg補正液1mEq/mL 20mL ＋ KCL注1mEq/mL 10mL ＋生理食塩水1000mL		2時間4分
D-マンニトール（20%マンニットール®注射液）300mL		36分
シスプラチン80mg/m² ＋ 生理食塩水250mL		1時間
KCL注1mEq/mL 10mL ＋ 生理食塩水500mL		1時間1分

Day2, 3

デキサメタゾンリン酸エステルナトリウム（デキサート®）13.2mg（4.0mL） ＋ メトクロプラミド（プリンペラン®注）20mg ＋ 生理食塩水50mL		5分
エトポシド100mg/m² ＋ 生理食塩水500mL		2時間
生理食塩水1000mL		4時間

㊿ Carboplatin + Etoposide

Day1

グラニセトロン注バッグ3mg（50mL）＋ デキサメタゾンリン酸エステル ナトリウム（デキサート®）6.6mg（2.0mL）		5分
エトポシド100mg/m² ＋ 5%ブドウ糖液500mL		2時間
カルボプラチンAUC 5 ＋ 生理食塩水250mL		30分
生理食塩水50mL		5分

Day2, 3

デキサメタゾンリン酸エステルナトリウム（デキサート®）3.3mg（1.0mL） ＋ 生理食塩水50mL		5分
エトポシド100mg/m² ＋ 5%ブドウ糖液500mL		2時間
生理食塩水50mL		5分

資料編

(51) Amrubicin

Day1～3

メトクロプラミド（プリンペラン®注）20mg＋生理食塩水50mL	5分
アムルビシン（カルセド®）40mg/m^2＋生理食塩水50mL	5分
生理食塩水50mL	5分

(52) Irinotecan

Day1, 8, 15

グラニセトロン注バッグ3mg（50mL）＋デキサメタゾンリン酸エステルナトリウム（デキサート®）6.6mg（2.0mL）	5分
イリノテカン（カンプト®）100mg/m^2＋生理食塩水250mL	1時間30分
生理食塩水50mL	5分

(53) Nogitecan

Day1～5

メトクロプラミド（プリンペラン®注）20mg＋生理食塩水50mL	5分
ノギテカン（ハイカムチン®）1.0mg/m^2＋生理食塩水100mL	30分
生理食塩水50mL	5分

(54) Cisplatin ＋ Etoposide ＋胸部放射線療法

㊿の投与例と同じ

JCOPY 498-13106

(55) ADOC

Day1	ホスアプレピタントメグルミン（プロイメンド®）150mg +生理食塩水100mL	30分
	グラニセトロン注バッグ3mg（50mL）+ デキサメタゾンリン酸エステルナトリウム（デキサート®）9.9mg（3.0mL）	5分
	アドリアシン40mg/m² + 生理食塩水50mL	15分
	硫酸Mg補正液1mEq/mL 20mL + KCL注1mEq/mL 10mL +生理食塩水1000mL	2時間4分
	D-マンニトール（20%マンニットール®注射液）300mL	36分
	シスプラチン50mg/m² + 生理食塩水250mL	1時間
	KCL注1mEq/mL 10mL + 生理食塩水500mL	1時間1分
Day2	デキサメタゾンリン酸エステルナトリウム（デキサート®）6.6mg（2.0mL） + メトクロプラミド（プリンペラン®注）20mg + 生理食塩水50mL	5分
	生理食塩水1000mL	4時間
Day3	デキサメタゾンリン酸エステルナトリウム（デキサート®）13.2mg（4.0mL） + メトクロプラミド（プリンペラン®注）20mg + 生理食塩水50mL	5分
	ビンクリスチン（オンコビン®）0.6mg/m² + 生理食塩水50mL	15分
	生理食塩水1000mL	4時間
Day4	デキサメタゾンリン酸エステルナトリウム（デキサート®）13.2mg（4.0mL） + メトクロプラミド（プリンペラン®注）20mg + 生理食塩水50mL	5分
	シクロフォスファミド（エンドキサン®）700mg/m² + 生理食塩水250mL	1時間30分
	生理食塩水1000mL	4時間

(56) Carboplatin + Paclitaxel

Day1	d-クロルフェニラミンマレイン酸（ポララミン®）5mg（1.0mL）+ファモチジン20mg+デキサメサゾンリン酸エステルナトリウム（デキサート®）19.8mg（6.0mL）+生理食塩水50mL	5分
	グラニセトロン注バッグ3mg（50mL）	30分
	パクリタキセル200mg/m²+5%ブドウ糖液500mL	3時間
	カルボプラチンAUC 6+生理食塩水250mL	30分
	生理食塩水50mL	5分

⑱ Nivolumab + Ipilimumab

⑰の投与例と同じ

⑲ Nivolumab

⑲の投与例と同じ

⑳ Cisplatin + Pemetrexed

⑧の投与例と同じ

JCOPY 498-13106

第3版のあとがき

　本書は，がん研有明病院呼吸器内科で，改訂を加えながら代々引き継いできたマニュアルを書籍化したもので，2020年7月に初版を発行してから，2021年11月に第2版，そしてこの度，第3版発行の運びとなった．この約3年半の間にも多くの新規薬剤や併用療法が承認され，改訂毎に新たなレジメンが追加されており，近年の肺癌薬物療法の進歩が目覚ましいことを物語っている．

　免疫療法においては，抗PD-1/PD-L1抗体と抗CTLA-4抗体が複数承認され，それらの併用療法や，化学療法との併用療法など，多くの組み合わせがある．また，分子標的治療薬の分野においても，*EGFR*遺伝子変異，*ALK*融合遺伝子，*ROS1*融合遺伝子，*BRAF*遺伝子変異，*MET*遺伝子変異，*NTRK*融合遺伝子，*RET*融合遺伝子に続き，新たに*KRAS*遺伝子変異や*HER2*遺伝子変異が治療ターゲットに加わった．さらに，術前術後の周術期においても薬物療法が導入され，より多くの肺癌症例に薬物療法が行われるようになってきている．治療のオーダーメイド化が進み，徐々に肺癌症例の予後が改善されてきている今，改めて，免疫チェックポイント阻害薬，分子標的治療薬，細胞障害性抗がん剤など各薬剤の特徴と役割を理解し，適正に使用していくことが必要である．

　第3版もこれまでと同様に，当院において頻用されているレジメンを中心に，治療対象，投与スケジュール，開始基準と減量基準，効果と有害事象，必要な検査などをコンパクトにまとめて掲載した．本書が，臨床現場で多くの医療者に活用いただけることを願っている．

　　　2023年　10月

　　　　　　　　　　　　　　　　柳谷　典子

がん研究会有明病院で学びませんか？

- がん研究会有明病院は明治 41 年に設立された日本最初のがん専門機関で，100 年以上の歴史があります．
- 医員（がん専門エキスパート養成コース）を設け，腫瘍専門医として抱くキャリアデザインを支援しています．胸部悪性腫瘍を中心に診断から最新の診療まで行い，経験豊富な医師から直接指導を受けて臨床経験を積むことができます．
- 併設されている研究所と臨床検体を用いたトランスレーショナルリサーチを多数行っており，薬剤耐性のメカニズムなど臨床だけでは得られない基礎的な視点も養うことができます．
- 他にも各自がテーマを持って臨床研究に取り組み，その結果を国内外の学会で発表し論文作成を積極的に行っています．
- 日本臨床腫瘍学会のがん薬物療法専門医の取得についても支援し，合格者を多数輩出しています．
- 当院で研修するチャンスはどなたにもあります．是非，ご連絡ください．

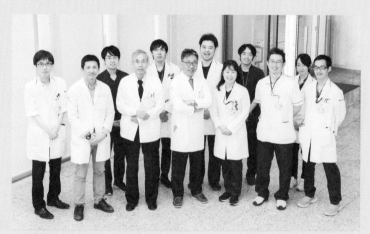

集合写真（全員）

問い合わせ先

がん研究会有明病院　人事部　jinjikousei@jfcr.or.jp
HP: https://www.jfcr.or.jp/hospital/

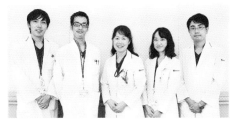

第3版編集者集合写真

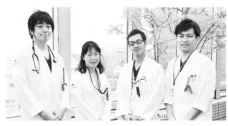

初版編集者集合写真

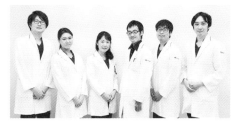

第2版編集者集合写真

がん研有明病院のプラクティス
肺癌薬物療法レジメン　ⓒ

発　行	2020 年 7 月 30 日　1 版 1 刷
	2021 年 11 月 30 日　2 版 1 刷
	2023 年 11 月 10 日　3 版 1 刷

編集者　栁谷典子
　　　　網野喜彬
　　　　宮寺恵希
　　　　角藤　翔
　　　　菅井万優

発行者　株式会社　中外医学社
　　　　代表取締役　青木　　滋
　　　　〒 162-0805　東京都新宿区矢来町 62
　　　　電　　話　　(03) 3268-2701 (代)
　　　　振替口座　　00190-1-98814 番

印刷・製本 / 横山印刷 (株)　　　＜ KH・YK ＞
ISBN978-4-498-13106-4　　　Printed in Japan

JCOPY　＜(株)出版者著作権管理機構　委託出版物＞

本書の無断複製は著作権法上での例外を除き禁じられています.
複製される場合は,　そのつど事前に,　(社)出版者著作権管理機構
(電話 03-5244-5088, FAX 03-5244-5089, e-mail: info@jcopy.
or.jp) の許諾を得てください.